Dr. Max Steller
Dr. Wilfried Hommers
Dr. Hans Joachim Zienert

Institut für Psychologie der
Christian-Albrechts-Universität, Neue Universität
Olshausenstraße 40/60
D-2300 Kiel

Dieses Arbeitsheft enthält den Anhang zum 2. Kapitel „Informationen für MURT-Trainer" und das 3. Kapitel „Trainingsmaterial für Modellunterstütztes Rollentraining (MURT) mit jugendlichen Delinquenten" der unter dem Titel „Modellunterstütztes Rollentraining (MURT)" erschienenen Gesamtausgabe.

ISBN-13: 978-3-540-09186-8   e-ISBN-13: 978-3-642-67190-6
DOI: 10.1007/978-3-642-67190-6

Das Werk ist urheberrechtlich geschützt. Die dadurch begründeten Rechte, insbesondere die der Übersetzung, des Nachdrucks, der Entnahme von Abbildungen, der Funksendung, der Wiedergabe auf photomechanischem oder ähnlichem Wege und der Speicherung in Datenverarbeitungsanlagen bleiben, auch bei nur auszugsweiser Verwertung vorbehalten.

Bei Vervielfältigung für gewerbliche Zwecke ist gemäß § 54 UrhG eine Vergütung an den Verlag zu zahlen, deren Höhe mit dem Verlag zu vereinbaren ist.

© by Springer-Verlag Berlin Heidelberg 1978
Softcover reprint of the hardcover 1st edition 1978

Die Wiedergabe von Gebrauchsnamen, Handelsnamen, Warenbezeichnungen usw. in diesem Werk berechtigt auch ohne besondere Kennzeichnung nicht zu der Annahme, daß solche Namen im Sinne der Warenzeichen- und Markenschutz-Gesetzgebung als frei zu betrachten wären und daher von jedermann benutzt werden dürften.

Anhang zum 2. Kapitel

Informationen für MURT-Trainer

von Jörg Alisch und Max Steller

Übersicht zum Anhang

1. **Was Gesprächsleiter (Gl) und Stichwortgeber (Stg) über das Modellunterstützte Rollentraining (MURT) wissen müssen** 78
1.1. Das Rollenspiel – keine neue Psychotechnik 78
1.2. Warum setzen wir das Rollenspiel im Behandlungsvollzug ein? – Ansatzpunkt und Wirkungsweise der Lerngesetze . 79
1.3. Realitätsmangel – kann man im Rollenspiel die wirkliche Alltagssituation bewältigen lernen? 81
1.4. Wechselwirkung von Verhalten und Einstellung – kann Verhalten Einstellungsänderung bewirken? 82
1.5. Übertragung auf ähnliche Situationen 83
1.6. Was versteht man unter Lernzielen? 83
1.7. Was beeinflußt die Bereitschaft zur Mitarbeit vor dem Rollenspiel? 84
1.8. Was beeinflußt die Bereitschaft zur Mitarbeit nach dem Rollenspiel? 85
1.9. Zusammenarbeit von Gesprächsleiter und Stichwortgeber 87

2. **Der Stichwortgeber (Stg)** 88
2.1. Was unterscheidet den Stichwortgeber vom Schauspieler? 88
2.2. Modellabweichendes Verhalten und Belastbarkeit des Rollenspielpartners 89
2.3. Auswirkungen des Zuschauerverhaltens 90
2.4. Verantwortung für technische Geräte 91

3. **Der Gesprächsleiter (Gl)** 91
3.1. Kommunikation 92
3.2. Führungsstile 94
3.3. Ablauf der MURT-Sitzung 96
3.3.1. Einleitung einer Sitzung 97
3.3.2. Vorführung der Modellszene 98
3.3.3. Erarbeitung der Lernziele 98
3.3.4. Wiederholung der Modellszene 100
3.3.5. Rollenspiel 100
3.3.6. Diskussion 101
3.4. Beispiel für eine Argumentationskette 101

1. Was Gesprächsleiter (Gl) und Stichwortgeber (Stg) über das Modellunterstützte Rollentraining (MURT) wissen müssen

Wenn wir das Rollenspiel im Strafvollzug einsetzen, um den Gefangenen bei ihrer Eingliederung in die Gesellschaft zu helfen, greifen wir massiv in die Persönlichkeit jedes einzelnen von ihnen ein. Daraus erwächst uns die Verantwortung, diese Technik nur zum Nutzen der Gefangenen einzusetzen. Voraussetzung dafür ist die Kenntnis von den Gesetzmäßigkeiten, die im Rollenspiel wirksam sind. Bevor wir die einzelnen Szenen einüben, verschaffen wir uns Klarheit über Ansatzpunkt und Wirkungsweise des MURT.

1.1. Das Rollenspiel – keine neue Psychotechnik

Wo begegnet uns das Rollenspiel im Alltag?
»Im Theater« würde jeder spontan antworten, wenn man ihn danach fragte. Das ist sicherlich richtig, selbst in Hinsicht auf unser Ziel der Verhaltensänderung. Das antike Theater baute sogar auf dem Gedanken auf, daß die Menschen durch das bloße Zusehen in ihrem Verhalten und ihren Ansichten »gereinigt« und »geläutert« würden. Im Unterschied zum Theater sind bei unserem Rollenspiel die Zuschauer nicht *nur* Beobachter der Handlung – sie sind *dazu* Hauptdarsteller und können das Spielgeschehen im Rahmen ihrer Möglichkeiten mitgestalten. Auch diese Form des Rollenspiels können wir im Alltag finden: die Schüler, die im Wechselgespräch die Eigenarten ihres Lehrers kopieren; der Vertreter, der auf einer Marketing-Schulung Verkaufsgespräche übt oder die Kinder, die »Vater-und-Mutter« spielen. An diesen Beispielen werden die Vorzüge des Rollenspiels deutlich: Es erleichtert ein

> Abreagieren von Aggressionen

(Schüler kopiert Lehrer) und es kann außerdem als Methode der

> Wissensvermittlung

(Vertreterschulung) dienen, da es anschaulich und einprägsam ist. Sind diese Vorzüge nicht nur dem Rollenspiel zu eigen, so ist das

> Probehandeln

sein typisches Merkmal. Probehandeln ist in allen Beispielen mehr oder weniger gegeben. Die Möglichkeit, Verhaltensweisen frei vom

Leistungsdruck der Wirklichkeit einzuüben, nutzen die Kinder und der Verkäufer in unseren Beispielen. Ein Anhaltspunkt für die Wirksamkeit solchen Trainings liefert die Vertreterschulung: kein Unternehmer investierte Geld und Zeit, wenn sich die zu erwerbenden Fähigkeiten nicht auszahlten.

Zusammenfassend ist zu sagen, daß sich das Rollenspiel als eine alte Lernmethode erweist, nach der Verhalten relativ schnell und nachhaltig eingeübt werden kann.

1.2. Warum setzen wir das Rollenspiel im Behandlungsvollzug ein? – Ansatzpunkt und Wirkungsweise der Lerngesetze

Wenn wir durch das Training versuchen, den Gefangenen die Möglichkeit zur Verhaltensänderung zu geben, lassen wir uns von der Theorie leiten, daß Verhalten bis auf wenige Ausnahmen *gelernt* ist. Es unterliegt den Gesetzmäßigkeiten des Lernens! Wir gehen weiter davon aus, daß das Milieu, in dem die Gefangenen aufgewachsen sind, sozial unangepaßtes Verhalten gefördert hat (z. B. Austragen von Konflikten durch physische Gewalt). So ist es erklärlich, daß viele Gefangene nur über eine geringe Anzahl von sozial angepaßten Verhaltensweisen verfügen. Selbst wenn sie wollten, könnten sie sich in manchen Situationen nicht sozial angepaßt verhalten, weil sie es nicht gelernt haben.

Das Training will versuchen, diesem Mangel abzuhelfen. Das Rollenspiel gibt den Gefangenen die Gelegenheit, sozial angepaßtes Verhalten zu lernen.

Wenn sich dieses neue Verhalten dem alten gegenüber behaupten soll, muß es auf zweierlei Weise gestützt werden: Das neue Verhalten muß verstärkt und das alte gelöscht werden!

Eine der Gesetzmäßigkeiten des Lernens ist das *Verstärken*. Durch Verstärken tritt ein Verhalten in Zukunft häufiger auf. Wie kommt es dazu, daß durch Verstärken ein Verhalten in Zukunft häufiger auftritt? Folgt direkt auf das Verhalten eines Menschen etwas, das dieser als angenehm empfindet (z. B. Lob, Anerkennung, Belohnung, Ermutigung usw.), dann ist dieses Verhalten verstärkt worden. Wenn sich die angenehmen Folgen immer wieder daraufhin einstellen, dann wird dieses Verhalten häufiger auftreten und bestehen bleiben.

Dieselbe Wirkungsweise gilt auch für das im Rollenspiel geübte Verhalten: Soll dieses Verhalten in Zukunft häufiger auftreten, muß es ebenfalls verstärkt werden. Dabei ist zu beachten, daß eine angenehme Folge für den, der verstärkt werden soll, etwas anderes sein kann, als für denjenigen, der verstärken will. Es gilt also, sich in den Menschen hineinzuversetzen, den man verstärken will, um einen geeigneten Verstärker zu finden.

Wenn wir die Sitzungskonzepte aufmerksam studieren, fällt auf, daß alle »gut« ausgehen. Eine angenehme Folge ist damit von vornherein eingebaut. Weitere Verstärkungsmöglichkeiten bestehen im Lob der Trainer, Anerkennung durch die übrigen Gefangenen und dem Abspielen der Aufnahmen mit dem Videorecorder. Hinzukommen kann der Spaß an der Gruppenaktivität und der Zuwachs an sicherem Auftreten vor der Kamera. Mitunter stellt sich sogar eine Ermutigung durch die Anwendung des neu gelernten Verhaltens in realen Situationen ein.

Zu den Gesetzmäßigkeiten des Lernens gehört auch das »Aufhören mit Verstärken« oder *Löschen*. Durch Löschen tritt ein Verhalten in Zukunft seltener auf. Wie kommt es dazu, daß durch Löschen ein Verhalten in Zukunft seltener auftritt?

Löschen eines Verhaltens erfolgt durch das ständige Ausbleiben einer Verstärkung. Um ein Verhalten zu löschen, muß man also das unterlassen, was der andere erwartet oder erreichen will. In vielen Fällen heißt das, nicht auf das Verhalten eingehen, es gar nicht beachten.

Wo das Löschen im Zusammenhang mit den MURT-Sitzungen wichtig wird, sei an einem Beispiel erläutert. Ein Großteil des sozial unangepaßten Verhaltens wird durch den Einfluß des Milieus, aus dem der Gefangene kommt und in dem er sich immer noch befindet, aufrechterhalten. So ist z. B. die Anerkennung, die die Gefangenen dem Gruppenstärksten zollen, wenn dieser sich körperlich durchsetzt, für ihn eine angenehme Folge und verstärkt dieses Verhalten. Auch wenn die Trainer kaum erwarten dürfen, daß die Mitgefangenen dieses Verstärken unterlassen, so sollten sie zumindest selbst jede Gelegenheit zum Löschen benutzen. Z. B. ertappt man sich nicht selten dabei, wie man eine Miene respektvollen Staunens aufsetzt, wenn die Gefangenen von ihren »Heldentaten« berichten. Für denjenigen, der erzählt, ist das bereits eine angenehme Folge, die ihm bedeutet, er sei ein »ganzer Kerl«. Diese Situationen müssen den Trainern bewußt werden. Sie müssen damit aufhören, die Schilderungen des Erzählers zu verstärken.

Wenn wir das Verhalten anderer Menschen verändern wollen, können wir das nicht nur durch Verstärkung, sondern auch durch Modell-Lernen (Lernen-über-ein-Vorbild, Nachahmen, Imitieren) erreichen. Wenn ein Vorbild sich in ganz bestimmter Weise verhält, dann wird dieses Verhalten von anderen Menschen, die immer wieder mit dem Vorbild zu tun haben, übernommen. Das gilt aber nur unter bestimmten Voraussetzungen:

Das Modell muß sich in gleichen Situationen immer in *gleicher* Weise verhalten!
Wenn man einen anderen durch das eigene Modell beeinflussen will, dann muß man ihn *anerkennen!*
Ein Mensch kann für andere Modell sein, wenn er diese *verstärkt!*
Ein Mensch kann für andere Modell sein, wenn er selbst (das Modell) *verstärkt* wird, d. h. mit seinem eigenen Verhalten Erfolg hat.
In den Modellszenen des MURT ist die erste und vierte Bedingung erfüllt. Die zweite Bedingung ist nicht unbedingt gewährleistet, da sich Anerkennung aufgrund des seltenen persönlichen Kontakts zwischen Gefangenem und Modell kaum einstellen wird. Der dritten Bedingung mangelt es ebenfalls an Kontaktmöglichkeit. Um so wichtiger ist das Prinzip des Modell-Lernens für das Gesamtverhalten der Trainer, da sie alle Voraussetzungen für ein Modell erfüllen können.
Im MURT werden Rollenspiel, Modell-Lernen und Verstärkungslernen kombiniert eingesetzt, um eine Verhaltensänderung zu bewirken. Daher rührt auch der Name dieser Technik: Modellunterstütztes Rollentraining.

1.3. Realitätsmangel – kann man im Rollenspiel die wirkliche Alltagssituation bewältigen lernen?

Immer wieder wird dem Rollenspiel der Vorwurf der Wirklichkeitsferne gemacht. Dieser Vorwurf ist berechtigt, wenn man unterstellt, daß nicht alle Umstände einer realitätsgetreuen Handlung erfüllt sind. Eine solche Forderung würde aber gerade die Vorzüge des Rollenspiels ausschalten. Abgesehen von den ethischen und technischen Schwierigkeiten, die sich ergäben, wenn wir eine naturgetreue Situation erstellten, würden die Gefangenen in solch einer Situation viel weniger geneigt sein, sich nach der Instruktion zu verhalten. Gerade durch den Spielcharakter wird das Modellverhalten erst annehmbar. Es ist möglich, Fehler zu machen, ohne daß die vollen Konsequenzen getragen werden müssen. Das Verhalten kann zudem noch korrigiert werden, da die Bedingungen (Stichwortgeber) hinreichend konstant gehalten werden. Ein weiterer Vorteil gegenüber der Realsituation besteht in der vielfältigen Rückmeldung, die der Gefangene nach dem Spiel bekommt.
Es liegt in der Hand des Stichwortgebers, das Spielgeschehen so zu gestalten, daß das Argument, die Gefangenen nähmen die Situation nicht ernst, entkräftet werden kann. Auf sein Einfühlungsvermögen und schauspielerisches Können kommt es an, soll der Gefangene über

den Anforderungen des Dialogs vergessen, daß er lediglich »spielt«. In diesem Augenblick kann neues Verhalten auf einer emotionalen Grundlage eingeübt werden, die der Realität in nichts nachsteht.

1.4. Wechselwirkung von Verhalten und Einstellung – kann Verhalten Einstellungsänderung bewirken?

Es ist klar, daß man das eigene Verhalten seinen Einstellungen unterwirft. Daraus folgt aber nicht, daß die dem Handeln zugrundeliegende Einstellung nur durch Einsicht oder reifliches Überlegen erworben wird. Es ist vielmehr so, daß Überlegung *oder* Verhalten Einstellungsänderungen bewirken können. Ein Beispiel für Einstellungsänderungen, die auf der Verhaltensebene ablaufen, verdeutlicht die Revision von Vorurteilen gegenüber Menschen anderer Rasse am Arbeitsplatz: Die Abneigung gegenüber Südländern vermindert sich, wenn die Umstände eine enge Zusammenarbeit bedingen. Hier zwingt der gemeinsame Handgriff die mit der Wirklichkeit nicht übereinstimmenden Vorurteile aufzugeben. Natürlich können Einstellungen ebenso über rein gedankliche Abläufe, z. B. innerhalb einer Diskussionsrunde geändert werden.

Beide Möglichkeiten werden in den Rollenspielsitzungen angewandt. Wie im Beispiel die Umstände des Arbeitsplatzes eine Zusammenarbeit mit dem Südländer erzwingen, »nötigt« die Spielaufgabe den Gefangenen, ein neues Verhalten zu zeigen. Dessen angenehme Folgen (Lob usw.) verstärken es wiederum. Diesem Vorgang entsprächen im Beispiel die nicht eingetroffenen negativen Erwartungen des heimischen Arbeitnehmers. Der Gefangene kann so zur Überzeugung (Einstellung) gelangen, daß das neue Verhalten durchaus praktikabel sei; der heimische Arbeitnehmer wäre um die Erfahrung reicher, daß man mit einem Südländer wohl zusammenarbeiten könne.

Dieses Phänomen, das darin besteht, daß wir unsere Einstellung abschwächen, wenn wir uns entgegen unserer Einstellung verhalten, wird als dissonanztheoretischer Effekt bezeichnet. Diesem Effekt kommt im später beschriebenen Ablauf der MURT-Sitzung eine besondere Bedeutung zu: Die Diskussion um das Für und Wider des Modellverhaltens ist für den Gl ungleich leichter zu führen, wenn die Gefangenen ihr Rollenspiel schon gespielt haben, d. h. daß sich ihre Abneigung (Einstellung) gegenüber dem Modellverhalten schon abgeschwächt bzw. zum Positiven gewandelt hat.

1.5. Übertragung auf ähnliche Situationen

Ein Beispiel soll verdeutlichen, was wir hierunter verstehen: Kann ein Mensch perfekt Schreibmaschine schreiben, wird er die Bedienung einer Rechenmaschine in kürzerer Zeit erlernen als ein Mensch, der nicht Schreibmaschine schreiben kann. Allgemein gesagt: Übertragung ist die Einwirkung vorangegangener Lernleistung (Schreibmaschineschreiben) auf eine nachfolgende (Rechenmaschine bedienen). Diese Gesetzmäßigkeit gilt nicht nur für Fingerfertigkeit sondern für alle Arten von Verhalten.

Wenn z. B. jemand zwar allgemein sehr unordentlich ist, seine Bücher aber sorgfältig behandelt, dann ist es günstig, ihn dafür zu verstärken. Damit erreichen wir nicht nur, daß er auch in Zukunft seine Bücher gut behandeln wird. Das Verhalten (Sorgfalt) kann sich auch auf andere Bereiche übertragen. In dem jeweiligen Konzept zur MURT-Sitzung sind unter Punkt 6 Hinweise auf Situationen gegeben, die dem jeweiligen Thema ähnlich sind. Die Erörterung dieser Situationen soll die Lernübertragung erleichtern.

1.6. Was versteht man unter Lernzielen?

Der Begriff des Lernziels stammt aus der Pädagogik. Er bezeichnet ein beabsichtigtes Ergebnis – nicht den Verlauf, der zu seiner Erreichung dient. Man kann Lernziele in zwei große Bereiche einteilen: Lernziele, die sich im Inneren des Menschen abspielen und Lernziele, die man am Verhalten ablesen kann. Ein Beispiel soll das verdeutlichen: Das Lernziel »sich entschuldigen« können wir am Verhalten abprüfen, indem wir hören, wie der Betreffende sagt »ich entschuldige mich«. Damit ist aber noch lange nicht die Einstellung ermittelt, die man gemeinhin einer derartigen Aussage beimißt. Das Motiv könnte statt Reue soziale Erwünschtheit sein. Selbstverständlich ist auch das Lernziel »Reue« denkbar. Nur ist es viel schwerer abzuprüfen, da sich ein Gefühl der direkten Messung entzieht. Deshalb bestehen die Lernziele in den Rollenspielen überwiegend aus klar umrissenen Verhaltensweisen, deren Erfüllung jeder kontrollieren kann.

Wenn wir Gefühle und Einstellungen als Lernziele ausklammern müssen, weil sie einer Kontrolle schwer zugänglich sind, so bedeutet das nicht, daß Änderungen in diesen Bereichen ausbleiben. Wie in Abschnitt 1.4. ausgeführt, ergeben sich Wechselwirkungen zwischen Verhalten und Einstellung. Ebenso tragen die Diskussionen vor und nach dem Rollenspiel zur Einstellungsänderung bei.

Stg und Gl müssen die Lernziele des jeweiligen Rollenspiels genau kennen, um ihre Reaktionen im Spiel und die Rückmeldung nach dem Spiel an ihnen auszurichten.

1.7 Was beeinflußt die Bereitschaft zur Mitarbeit vor dem Rollenspiel?

Den Gefangenen wird in der Einführung ein grober Überblick gegeben, welche Aktivitäten auf sie zukommen. Sie werden darüber informiert, daß Rollenspielsitzungen stattfinden. Es wird erläutert, daß Diskussion allein zu theoretisch sei, man müsse das Erarbeitete praktisch einüben.
Es liegt auf der Hand, daß alle Bemerkungen seitens der MURT-Trainer vor dem eigentlichen Sitzungsbeginn Lust und Laune der Gefangenen beeinflussen. Wenn die Trainer darum wissen, ist es ihnen möglich, diese Beeinflussung im Hinblick auf ein erfolgreiches Training zu steuern.
Verständlicherweise wünschen die Gefangenen, Genaueres darüber zu erfahren, was auf sie zukommt. Es ist ungünstig, diesem Drängen allzu schnell nachzukommen, da eine gewisse Neugier die Aufmerksamkeit erhöht. Günstig ist, gerade soviel verlauten zu lassen, wie zum Abbau von Angst und Unsicherheit erforderlich und der Spannungserhaltung noch zuträglich ist. Es sollten inhaltlich keine Einzelheiten geschildert werden, sondern allenfalls formale Punkte, die über Verlauf und Technik Auskunft geben.
Ungünstig kann sich die Schilderung persönlicher Erlebnisse von zuvor Entlassenen auswirken, wenn man nicht weiß, in welchem Verhältnis der Fragende zu dem Entlassenen gestanden hat.
Die Trainer sollten keinen Zweifel aufkommen lassen, daß sie von allen Gefangenen die Beteiligung am Rollenspiel erwarten. Es kommt darauf an, daß ihr Gesamtverhalten den Eindruck vermittelt, nichts sei selbstverständlicher als das Spielen der Rolle. Dazu gehört auch, den Gefangenen das Vertrauen in ihre Leistungsfähigkeit zu zeigen. Es wirkt sich auf ihre Spielbereitschaft günstig aus, wenn die Aufforderung zum Rollenspielen einen sportlichen Anstrich erhält. Falls sich dennoch keine Freiwilligen melden, hilft oft ein Appell an den »Star« der Gruppe, er sei doch auch sonst immer der erste.
Es können auch Tagesereignisse die Bereitschaft zur Mitarbeit beeinträchtigen. Für die Trainer kommt es darauf an, über diese Ereignisse informiert zu sein und sie in ihrem eigenen Verhalten zu berücksichtigen. Einige typische Anlässe sind disziplinarische Maßnahmen, gute oder schlechte private Nachrichten, Krankheit, Ärger oder Alkohol am Arbeitsplatz, Streit in der Gruppe oder eine zeitlich parallel laufende

Fernsehsendung. Die Trainer müssen sich auf diese Ereignisse einstellen. Das kann sich nach Lage der Dinge von einer konkreten Maßnahme zur Abhilfe bis zum Ignorieren erstrecken. Wichtig ist, daß sich die Trainer über die einzuschlagende Marschroute im Klaren sind. So sollte z. B. beim Sitzungskonzept 8 »Entschuldigen« nicht gerade ein MURT-Trainer den Stichwortgeber spielen, der zuvor mit dem Gefangenen eine starke Auseinandersetzung gehabt hat.

Für den Erfolg des MURT ist es unerläßlich, daß sich alle Gefangenen am Rollenspiel beteiligen. Den Trainern sollten die Beweggründe bekannt sein, die zum Mitmachen veranlassen. Im folgenden sollen Verstärker aufgezeigt werden, die mit dem Rollenspiel in direktem Zusammenhang stehen.

Für viele Gefangene ist es verlockend, sich einmal im »Fernsehen« (Videorecorder) zu sehen. Diesem Wunsch kommen die Trainer nicht nur aus Verstärkungsgründen nach. Das Abspielen der Aufzeichnung ist ebenso wichtig für die Verhaltensänderung.

Ein weiteres Motiv ist der »Spaß an der Freud«. Für einige ist das wöchentliche Rollenspiel eine willkommene Abwechslung im Vollzug. Sie erfüllen die Spielaufgabe oftmals originell oder wünschen Wiederholungen.

Die gegenteilige Einstellung ist ebenfalls vertreten. Für diese Gefangenen bedeutet das Rollenspiel eine peinliche Prozedur, die sie am liebsten ganz vermeiden. Sie möchten die Trainer nicht enttäuschen oder beugen sich dem Gruppendruck. Häufig schätzen sie die übrigen Aktivitäten der MURT-Sitzung. Nicht selten melden sie sich zuerst, um »es« hinter sich zu bringen.

Beherztes Rollenspiel stärkt die Gruppenstellung! Der Respekt der Mitgefangenen ist mit davon abhängig, wie gut man sich jeweils »verkauft« hat. Mäßige »Vorstellungen« dieser Gefangenen werden oft von ihnen selbst mit dem Hinweis auf eine schlechte Tagesform entschuldigt.

Die angeführten Motive stellen nur eine kleine Auswahl an Verstärkern dar. Ein Motiv allein kommt selten vor. Es ist vielmehr so, daß alle mit unterschiedlicher Gewichtung wirksam sind.

1.8. Was beeinflußt die Bereitschaft zur Mitarbeit nach dem Rollenspiel?

Was geht in dem Gefangenen nach dem Spiel vor? Am besten, man versetzt sich einmal in seine Lage, wenn er gerade wieder an seinen Platz geht. Die zwiespältigsten Gefühle können ihn beherrschen: seine allgemeine Erregung ist noch nicht abgeklungen (gerötetes Gesicht); Erleichterung, »es« hinter sich gebracht zu haben; Angst vor der Kritik der anderen; Schamgefühle, da er sich nicht wie gewohnt verhalten hat; Stolz auf seine gute Leistung; »gemischte Gefühle« gegenüber dem Abspielen der Aufzeichnung; usw..

In dieser Situation ist der Gefangene äußerst empfindlich und damit auch empfänglich für die Bewertung seiner Leistung. Es ist günstig, ihn in dieser Situation unabhängig von der tatsächlichen Leistung zu verstärken (z. B.: im wesentlichen alles gebracht, oder ähnliches). Ist die Leistung wirklich gut gewesen, soll anhand von Beispielen verstärkt werden. Bei schlechter Leistung sollte darauf hingewiesen werden, daß es noch besser sei, sich so und so zu verhalten. Auf keinen Fall darf ein gutwilliges Rollenspielverhalten als mangelhaft beurteilt werden. Hat der Gefangene modellabweichendes Rollenspielverhalten gezeigt, das noch im Sinn des Spielauftrags (Kurzinstruktion) gewesen ist, sollten dessen Vor- und Nachteile in der Gruppe diskutiert werden. Bei vernichtender Kritik eines Gruppenmitgliedes sollte darauf hingewiesen werden, daß derselbe es gleich besser machen könne.

Verschiedene Gründe sprechen gegen eine vergleichende Kritik. Es darf nicht der Eindruck entstehen, daß die Trainer einen in der Gruppe vorzögen. Alle müssen das Gefühl haben, daß die Trainer ihnen wohlwollend gegenüberstehen. Ein Vergleich könnte persönliche Rivalitäten zwischen den Gefangenen begünstigen. Ein echter Vergleich ist schon aus Gründen der unterschiedlichen Eignung fürs Rollenspiel nicht statthaft. Ein weiteres Argument besteht in den ungleichen Bedingungen, denen die Gefangenen unterliegen. Da alle der Reihe nach spielen, wird es für den letzten immer einfacher. Er kann seine Vorgänger beobachten und deren Erfahrungen für sich verwerten.

Ein weiterer wichtiger Punkt ist die Rückmeldung für den Gefangenen. Das Abspielen der Aufzeichnung ist wesentlicher Bestandteil des Trainingsprogramms: Der Gefangene soll sich in einer schwierigen Situation sozial angepaßt handeln sehen. Das Abspielen der Aufzeichnung gibt dazu Gelegenheit. So kann der Gefangene sich einen Eindruck von sich selbst verschaffen. Die Aufzeichnung hat für ihn und für die anderen Modellwirkung. Dadurch wird der Lernprozeß begünstigt.

Die meisten Gefangenen erwarten das Abspielen der Aufzeichnung mit Spannung. Sie verfolgen die Handlung aufmerksam und äußern sich selbstkritisch zu schlechten Passagen. Dieses Verhalten begünstigt ebenfalls den Lernprozeß.

Aber nicht alle verhalten sich so förderlich. Einige Gefangene bitten darum, die Aufzeichnung nicht vorzuspielen. Sie »möchten sich nicht sehen«. Es fällt nicht schwer, bei ihnen Schamgefühle zu vermuten. Die

Trainer sollten ihrem Wunsch nachkommen und nicht weiter nach Gründen bohren. Sie sollten das Anliegen sogar verteidigen, wenn die Gruppe das Abspielen der Aufzeichnung fordert. Nach einigen Übungssitzungen überdenkt der Betreffende meist seine Entscheidung. Zusätzlich können ihm die Trainer von Sitzung zu Sitzung das Abspielen anbieten oder in einem Gespräch unter vier Augen die Beweggründe mit dem Betreffenden erörtern.

1.9. Zusammenarbeit von Gesprächsleiter und Stichwortgeber

Beim MURT sind die Aufgabenbereiche der Trainer wesentlich unterschieden. Dem Gl obliegt die Gesamtleitung der MURT-Sitzung. Diese Regelung liegt nahe, da er schon die Diskussionsleitung innehat und überdies den Fortgang der einzelnen Sitzungsphasen bestimmt. Hinzu kommt, daß einer der Trainer ständig das Verhalten der Gruppe registrieren muß. Dieser Forderung könnte der Stg nicht nachkommen, da er während des Rollenspiels seine gesamte Aufmerksamkeit dem Interaktionspartner schenken muß.

Die Stellung des Stg mag untergeordnet erscheinen; sie ist aber nicht weniger verantwortungsreich. Das Rollenspiel als Kern des MURT verlangt vom Stg größte Konzentration und Anpassung. Er entscheidet, ob das Rollenspiel abgebrochen wird, wenn der Gefangene sich nicht instruktionsgemäß verhält. Über einen erneuten Versuch befinden er, Gl und Gefangener nach Klärung der Lage gemeinsam.

Während der Diskussion hat der Stg die gleiche Stellung wie alle anderen Gesprächsteilnehmer. Seine besondere Rolle besteht in der »heimlichen« Assistenz des Gl. Damit ist gemeint, daß er vorübergehend opponieren kann, um die Diskussion anzuregen. Daneben kommt ihm die Aufgabe zu, einen verbal in die Enge getriebenen Gl zu entlasten, indem er das Gespräch auf sich zieht. Gewöhnlich soll der Stg nicht dominieren. In den ersten Sitzungen ist es sogar ratsam, daß er sich mit seinen Wortbeiträgen gegenüber dem Gl zurückhält, damit die Gefangenen die Gruppenstruktur gut erfassen können.

Gl und Stg stellen ein Team dar, das auf gute Zusammenarbeit angewiesen ist, wenn die MURT-Sitzung erfolgreich sein soll. Nach jeder Sitzung sollten sich die Trainer unabhängig von der Supervision durch den Übungsleiter Rückmeldung geben.

2. Der Stichwortgeber (Stg)

Der Stichwortgeber trägt die Verantwortung für das Rollenspiel. Er verkörpert jeweils den Part des »anderen«, während der Gefangene das Modell nachspielt. Voraussetzung dafür ist eine gute Kenntnis der Modellszene (siehe Sitzungskonzept) und der Lernziele. Da die Gefangenen verschieden schwer belastbar sind, muß er den zumutbaren Schwierigkeitsgrad der Handlung nach der Belastbarkeit seines Interaktionspartners ausrichten.
Eine weitere nicht zu unterschätzende Aufgabe ist die Wartung und Bereitstellung der Aufzeichnungsgeräte.
Während der übrigen Zeit hat der Stg den Gl zu unterstützen.

2.1. Was unterscheidet den Stichwortgeber vom Schauspieler?

Ein Schauspieler versteht sich als Interpret eines vorgegebenen Stükkes. Er versucht, eine vom Autor erfundene Handlung den Zuschauern vorzuspielen. Das hat er mit dem Stg gemeinsam. Auch der bemüht sich, seine Rolle realistisch darzustellen. Aber der Stichwortgeber spielt nicht in erster Linie fürs Publikum! Sein Spielverhalten wird bestimmt vom Einsatz psychologischer Gesetzmäßigkeiten. Er verhält sich im Handlungsablauf so, daß der Rollenspielpartner die instruierten Lernziele erreichen kann. Kein festgelegter Dialog bestimmt den Verlauf der Handlung, sondern die Verwirklichung einzelner Lernziele durch den Rollenspielpartner.
Der Gefangene ist ebenfalls nicht einem Schauspieler gleichzusetzen. Er hat zwar wie jener eine vorgegebene Handlung nachzuspielen; doch unterscheiden sich die beiden darin, daß der Gefangene stets sich selbst verkörpert, der Schauspieler nicht. Er spielt sich selbst in Situationen, die für ihn problemgeladen sind, in denen er häufig Enttäuschungen erfahren hat und vor denen er Angst hat. Häufig lehnt er das neue Verhalten ab, das der Spielauftrag von ihm fordert. Diese Reaktion ist ganz natürlich. Sie zeigt uns an, daß er sich mit dem neuen Verhalten auseinandersetzt. Kein Schauspieler entscheidet aus derartigen Motiven, ob eine bestimmte Rolle für ihn tragbar ist. Diese persönliche Nähe des Gefangenen zu seiner Rolle erleichtert den Lernprozeß, wenn er sich erstmal hat überzeugen lassen, das neue Verhalten auszuprobieren.

2.2. Modellabweichendes Verhalten und Belastbarkeit des Rollenspielpartners

Modellabweichendes Spielverhalten verlangt vom Stichwortgeber höchste Konzentration: Er muß in kürzester Zeit abwägen, ob das nicht vorgegebene Verhalten des Partners im Sinn der Lernziele ist. Diese Aufgabe wird dadurch erschwert, daß der Stichwortgeber während dieser Überlegung weiterspielen muß.
Kommt er zu dem Schluß, daß das Verhalten des Partners den Lernzielen *schadet* (beispielsweise Sitzungskonzept 17 »Schlägerei«: Der Gefangene versucht, Freunde unter den Gästen zu bewegen, ihm beizustehen), sollte das Rollenspiel mit dem Hinweis auf Nichterfüllung des Spielauftrags so sachlich wie möglich abgebrochen werden. Ein zweiter Versuch nach neuerlicher Diskussion oder deutlicherer Instruktion ist wünschenswert.
Ist das modellabweichende Verhalten im Sinn der Lernziele (z. B. Sport statt Basteln als Freizeitgestaltung), sollte der neue Gedanke aufgenommen und weitergespielt werden. Eine nicht vorgegebene Lösung des Rollenspielproblems ist sogar wertvoller, da der Betreffende sie eigenständig gefunden hat. So wird neben Initiative und Kreativität auch die Spiellaune gefördert.
Jeder Rollenspielpartner wird von MURT-Sitzung zu MURT-Sitzung besser (Lerngewinn durch Übung und Übertragung). Diese Gesetzmäßigkeit gilt sicher nicht, wenn er das erste Mal versagt hat. Darum ist es wichtig, nicht das Risiko des Abbruchs einzugehen. Wer beim ersten Mal einen Mißerfolg erlebt hat, der muß beim zweiten Mal noch mehr Überwindung aufbringen.
Wenn wir bemerken, daß der Rollenspielpartner sich nicht »freispielen« kann, seine Hemmungen sich verschlimmern (Stottern, Wiederholen des schon Gesagten, Zittern der Hände und der Stimme, Schweiß auf der Stirn, Wegsehen, Grinsen), ist es zunächst vordringlich, das Rollenspiel überhaupt zu Ende zu bringen, ohne einen Abbruch zu riskieren. Es kommt darauf an, dem Partner aus der Klemme zu helfen, indem man ihm »goldene Brücken« baut. Der Stichwortgeber muß sekundenschnell die Zumutbarkeit einer Anforderung an den Partner erfassen und an dessen Reaktion sein weiteres Spielverhalten ausrichten. Das Einfühlungsvermögen des Stichwortgebers setzt diese Anforderungen in eine Sprache um, die den Dialog nicht abreißen läßt und die Grenze der Belastbarkeit nicht überschreitet. Der Rollenspielpartner darf weder unter- noch überfordert werden.
Sehr viele Gefangene können sich der aktuellen Situation im Rollenspiel nicht entziehen. Sie steigern sich so in ihre Rolle hinein, daß

starke Gefühle wie Wut, Ärger, Haß in ihnen aufsteigen. Es mag den Trainern schmeicheln, ihren Rollenspielpartner derart aus der Reserve gelockt zu haben. Gleichzeitig erhöht sich aber die Gefahr, daß dieser seine Lernziele aus den Augen verliert und in alte Verhaltensweisen zurückfällt, was wiederum einen Abbruch des Rollenspiels zur Folge haben könnte. Deshalb muß das Spielklima in diesem Fall versachlicht werden, damit der andere Gelegenheit erhält, sich auf seine Lernziele zu besinnen. Ideal ist eine mäßig hohe Erregung *und* die Einhaltung der Lernziele.

Ist das Risiko des Abbruchs nicht gegeben, so kommt es darauf an, nach jedem Lernschritt, den der Partner vollzogen hat, die Handlung weiterzuführen. Dadurch wird ihm signalisiert, daß er sich im Sinn des Spielauftrags richtig verhält und daß sein eigenes noch ungewohntes Verhalten etwas bewirkt, was er auf diesem Wege nicht für erreichbar gehalten hat. Für den Stichwortgeber ist es daher besonders wichtig, die in den Rollendialogen eingebauten Verstärker zeitlich unmittelbar hinter diese lernzielorientierten Reaktionen des Partners zu setzen. Dadurch wird nach den Gesetzen des Verstärkungslernens die größte Aneignung neuen Verhaltens erzielt. Macht der Partner diese Erfahrungen, tritt eine wünschenswerte Nebenwirkung auf: seine Befangenheit weicht allmählich der Zuversicht, den Spielauftrag bewältigen zu können, und er kann sich freispielen. Dieses Erfolgserlebnis verbessert ebenfalls die Aneignung des neuen Verhaltens.

2.3. Auswirkungen des Zuschauerverhaltens

Gefangener und Stichwortgeber spielen ihre Rolle nicht allein. Die übrigen Gruppenmitglieder verfolgen das Geschehen mit äußerstem Interesse. Da sie schon gespielt haben oder noch an die Reihe kommen, bilden sie ein »fachkundiges« Publikum, das die gezeigte Leistung überraschend gut einschätzen kann. Dieses starke Kritikbewußtsein wirkt sich auf den Spielenden aus. Er weiß auch, daß er seine Leistung weder beschönigen noch schmälern kann, da die Aufzeichnung alle Stärken und Schwächen unbestechlich festhält.
Darauf können verschiedene Reaktionen erfolgen: Zum einen erzeugt dieser Leistungsdruck Angst und Hemmungen, zum anderen erhöht das Bewußtsein, im Mittelpunkt zu stehen, den Anreiz, sich besonders hervorzutun. So spielen einige Gefangene manchmal nur für das Publikum; man will den anderen zeigen, »was eine Harke ist«. Blickkontakt mit den Zuschauern, Beifall und Zwischenrufe auf offener Szene verdeutlichen, daß der Betreffende auf sie Eindruck machen will. Solange

dieses Verhalten nicht den Lernzielen zuwiderläuft, geht der Stg darauf ein.
Auch er ist nicht frei von der Gunst des Publikums. Oft ist es verlokkend für ihn, seine spielerische Überlegenheit in Beifall der Zuschauer umzumünzen. Dieser Versuchung erliegt er um so leichter, als seine Rolle meist eine attraktive Position vorgibt. Darum ist ständige Selbstkontrolle angebracht. So angenehm es ist, die Lacher auf seiner Seite zu haben, so groß kann der Schaden sein, wenn sich der Rollenspielpartner gekränkt fühlt.

2.4. Verantwortung für technische Geräte

Zur Durchführung des MURT gehören eine Videokamera, ein Videoaufzeichnungsgerät, ein Mikrofon und ein Monitor. Dazu kommt unbespieltes und mit Modellszenen bespieltes Vedeobandmaterial. Sollte eine Supervision geplant sein, erweitert sich die Liste um ein Tonbandgerät und unbespieltes Tonbandmaterial.
Wenn kein besonderer Raum zur Verfügung steht, der einen stationären Betrieb ermöglicht, baut der Stg die Geräte vor Beginn der MURT-Sitzung auf. Die Geräte werden einer Funktionsprüfung unterzogen und ausgesteuert. Die anstehende Modellszene wird eingelegt. Für diese wichtige Arbeit sollte der Stg genügend Zeit einplanen, um evtl. Störungen noch kurzfristig beheben zu können. Für die Reparatur von Wackelkontakten an Steckern oder Buchsen sollten ein kleiner Schraubenzieher und Lötkolben zur Hand sein.
Es empfiehlt sich, bis auf Tisch und Stühle keine Requisiten zu verwenden. Der Gefangene wird von vorn, der Stg von der Seite aufgenommen.
Sind die Vorbereitungen abgeschlossen, nutzt der Stichwortgeber die verbleibende Zeit bis zum Beginn der MURT-Sitzung, um die Modellszene mit den dazugehörigen Lernzielen zu wiederholen.

3. Der Gesprächsleiter (Gl)

Der Gesprächsleiter trägt die Verantwortung für die MURT-Sitzung. Er führt die Diskussion und bestimmt den Ablauf der einzelnen Sitzungsphasen. Seine Bemühungen sind ausschlaggebend, ob die Gefangenen das angebotene Verhalten lediglich mechanisch nachspielen, oder ob durch eine geschickte Gesprächsführung Verhaltens- und Einstellungsänderungen begünstigt werden. Um das zu erreichen, muß der Gl ein souveräner und redegewandter Organisator der Gruppe werden, der es dazu noch versteht, sich ihr Vertrauen zu erwerben.

Eine MURT-Sitzung darf auf keinen Fall »durchgezogen« werden. Der Gl sollte sich auch nicht dem Druck eines Fernsehprogramms aussetzen, das u. U. 10 Minuten vor Ende der Sitzung beginnt. Besser ist es, das Fernsehen von vornherein in der betreffenden Zeit für tabu zu erklären oder die Sitzung zu verlegen. Das Fernsehen ist nur ein Beispiel für attraktive Ereignisse, die bei der Terminplanung beachtet werden sollten.

Für die Gefangenen sollte die wöchtliche MURT-Sitzung Bekräftigungswert erlangen, d. h. daß sie von ihnen als eine angenehme Situation erlebt wird. Die ersten Treffen täuschen leicht darüber hinweg, daß der Bekräftigungswert anfangs nur der Abwechslung, dem Neuartigen zuzuschreiben ist. Wenn dieser Reiz erst einmal verflogen ist, zeigt sich, ob das obengenannte Ziel erreicht worden ist. Anzeichen dafür sind beispielsweise das Überziehen der veranschlagten Zeit, lebhafte Diskussion um das Thema tags darauf, pünktliches Erscheinen usw.. Sollte sich aber die Stimmung so verschlechtert haben, daß kein konstruktives Rollenspiel mehr möglich erscheint, kann der Gl in Absprache mit dem Stg den nächstgeplanten Termin für eine allgemeine Aussprache benutzen, um eine Klärung der Lage herbeizuführen.

Um den geschilderten Aufgaben des Gl nachkommen zu können, verschaffen wir uns zunächst Einblick in grundlegende Kenntnisse der Gesprächs- und Gruppenleitung. Danach wird der organisatorische Ablauf aller Gruppensitzungen erläutert.

3.1. Kommunikation

Gesprächsleiter »sprechen« und »leiten«. Trennen wir vorerst dieses zusammengesetzte Hauptwort, um der Aufgabe des Gl besser auf den Grund gehen zu können. Führen wir nicht gerade Selbstgespräche, so teilen wir beim Sprechen einem anderen etwas mit. Dieser Sachverhalt wird im allgemeinen als *Kommunikation* bezeichnet. Im weiteren werden wir diesen Ausdruck beibehalten, da er umfassender ist als »sprechen«.

Kommunikation ist die Grundlage zwischenmenschlicher Beziehungen. Um zu kommunizieren sind mindestens zwei Partner notwendig, von denen der eine Sender, der andere Empfänger ist. Vom Sender geht Information aus, die der Empfänger erhält. Im Zwiegespräch wechseln diese Positionen, je nachdem wer spricht und wer zuhört. Diesen ständigen Austausch an Information bezeichnen wir als Kommunikation. Wenn der Inhalt der Information sich auf zuvor Gesagtes bezieht, sprechen wir von Rückmeldung. Rückmeldung ist äußerst wichtig, da wir nur durch sie erfahren, wie uns unsere Mitmenschen sehen. Erst wenn wir wissen, wie unser Verhalten auf andere wirkt, können wir soziale Erfahrungen machen und uns besser an die Umwelt anpassen.

Außer der Sprache gibt es weitere Kommunikationsmittel wie Gestik, Mimik, Symbole (Schrift), Laute, Signale, Gerüche, körperliche Zustände (z. B. Erblassen, Erröten, Schwitzen, Zittern). Alle vorgenannten Kommunikationsmittel können Informationen aussenden. Nicht alle sind dem Willen des Senders unterworfen. Beispielsweise wird oftmals vergeblich versucht, ein Erröten zu unterdrücken, wenn eine Information ihrem Empfänger peinlich ist. Für gewöhnlich setzt der Sender seine Kommunikationsmittel kontrolliert ein, um eine Aussage dem Partner wohlverstanden zu übermitteln. Dennoch ist seinen Bemühungen nicht immer Erfolg beschieden, da der Kommunikationsprozeß störanfällig ist. Dieser Anfälligkeit liegt die prinzipielle Mehrdeutigkeit von Informationen zugrunde. Eine Aussage kann sich in ihrem vom Sender beabsichtigten Inhalt durch drei wesentliche Einflüsse verändern: Zum einen wird sie durch andere Kommunikationsmittel wie Gestik, Mimik und Tonlage begleitet, die ihren Sinn verändern können. Z. B. können wir die Antwort »ja« so aussprechen, daß sie wie »nein« klingt. Die Aussage bedarf also noch der richtigen Deutung durch ihren Empfänger. Zum anderen muß sie deutlich zu vernehmen sein. Beispiele für die Ursachen solcher »technischer Mängel« bei der Kommunikation sind Heiserkeit, Nuscheln, zu leises Sprechen, Schwerhörigkeit. Zum dritten muß gewährleistet sein, daß die Kommunikationspartner die gleiche Sprache sprechen. Diese Bedingung erscheint uns selbstverständlich in Hinsicht auf Angehörige fremder Nationen, mit denen wir kommunizieren wollen. Daß aber auch im eigenen Sprachraum diese Schwierigkeit auftreten kann, haben alle diejenigen schon erfahren müssen, die an ihrem Urlaubsort auf einen ungewohnten deutschen Dialekt stießen. Kommen noch Unterschiede im Wortschatz und mangelhafte Ausdrucksfähigkeit hinzu, entstehen leicht Mißverständnisse.

Derartige Mißverständnisse, die nicht mit verschiedenen Auffassungen von Gesprächspartnern verwechselt werden dürfen, muß der GI zu vermeiden trachten. Durch Klärung von Mißverständnissen kann er festgefahrene Gespräche wieder in Gang bringen.

Besonders Gefangenen, die über ein mangelndes Ausdrucksvermögen

verfügen, muß der Gl bei der Formulierung ihrer Meinungen beispringen; unabhängig davon, ob er der gegenteiligen Ansicht ist.
Ein häufig vorkommendes Mißverständnis ist die unterschiedliche Bedeutung desselben Wortes. Es ist sinnlos zu rechten, welche der beigemessenen Bedeutungen für einen Begriff die richtige sei, wenn beide Gesprächspartner die Landläufigkeit ihrer Sinngebung in Anspruch nehmen. In diesem Fall muß der Gl den umstrittenen Begriff definieren, um eine verbindliche Sprachregelung zu schaffen.
Vorsorglich verwendet der Gl keine Fremdworte, die dem Kreis unbekannt sind. Sollte er dazu neigen, bittet er eingangs darum, daß man ihn sofort unterbrechen möge, wenn einer ein Wort nicht versteht. Die Sprache des Gl sollte ohne Schnörkel, knapp, klar und laut genug für alle sein.

3.2. Führungsstile

Nachdem wir den ersten Teil des zusammengesetzten Hauptwortes »Gesprächsleiter« erörtert haben, wollen wir uns dem zweiten Teil zuwenden. Ein Gl soll nicht nur ein guter Gesprächspartner sein, er soll auch »leiten« können. Was wollen wir darunter verstehen? Um diese Frage zu beantworten, wollen wir die drei wichtigsten Führungsstile kennenlernen. Sie heißen: »autoritärer Stil«, »Laissez-faire-Stil« und »demokratischer Stil«.

Autoritärer Stil

Der autoritäre Führungsstil ist durch die strenge Kontrolle des Leiters gekennzeichnet. Er bestimmt Zielsetzung und Durchführung der Gruppenaktivitäten. Die Gruppenmitglieder führen seine Anordnungen aus, auch wenn bei ihnen keine Einsicht in die eigene Tätigkeit vorliegt. Spontaneität und Kreativität kommen kaum zur Entfaltung. Die Gruppenmitglieder haben sich dem Leiter unterzuordnen – im anderen Fall ist ein schwerer Konflikt abzusehen. Die Dominanz des Leiters drückt sich auch in seinem Sprachverhalten aus: Wörter wie »ich« und »mein« kommen besonders häufig vor.
Die Leistung derartig geführter Gruppen hängt stark von der Persönlichkeit des Leiters ab. Sollte er einmal verhindert sein oder ausgetauscht werden, ist mit einem starken Leistungsabfall zu rechnen, da es die Gruppe nicht gelernt hat, selbständig zu arbeiten. Überdies hat sie kaum Interesse an ihrem Arbeitsergebnis, da sie an der Zielsetzung nicht mitgewirkt hat.

Das passive Verhalten der Gruppenmitglieder führt bei diesem Stil zu Aggression und Feindseligkeit, die am Gruppenleiter, oder wenn dies schlecht möglich ist, an einem schwächeren Gruppenmitglied ausgelassen wird (»Prügelknabe«). Perfekte autoritäre Leiter wissen darum und bedienen sich irgendwelcher »Sündenböcke«, um die von ihnen verursachten Aggressionen abzuleiten.

Der Zusammenhalt autoritär geführter Gruppen währt solange, wie ein äußerer Druck in Form von Zwangslagen oder Fixierung auf den Leiter besteht. Auf sich allein gestellt sind sie meist nicht arbeitsfähig und lösen sich schnell auf.

Laissez-faire-Stil

Dieser Stil, dessen Name aus den französischen Worten »laisser« = lassen und »faire« = machen abgeleitet ist, verdient die Bezeichnung Führungsstil am wenigsten, da für ihn das Fehlen jeglichen Führungsverhaltens charakteristisch ist. Der Laissez-faire-Stil ist durch die Passivität des Leiters gekennzeichnet. Er läßt alles in der Hoffnung geschehen, daß die Gruppe am besten funktioniere, wenn sie ihre Aufgaben und Probleme selbst löst. Zielsetzung und Aktivitäten sind den Gruppenmitgliedern überlassen. Die Beziehung des Leiters zur Gruppe ist freundlich-neutral.

Hinsichtlich der Leistung schneiden derartig »geführte« Gruppen im Vergleich mit anderen Führungsstilen schlecht ab. Selbst bei einem überdurchschnittlichen Interesse am Arbeitsergebnis ist ihre Effektivität nicht allzu hoch einzuschätzen, da fachliche Anleitung, Koordination und Betreuung fehlen.

Die Folge derartig »allein gelassener« Gruppen äußert sich in Unsicherheit und Ratlosigkeit ihrer Mitglieder. Es kommt zu Machtkämpfen innerhalb der Gruppe. Unterdrückung der schwächeren Gruppenmitglieder und Cliquenbildung schließen sich an. Derartige Bedingungen beschleunigen den Zerfall der Gruppe.

Demokratischer Stil

Der demokratische Führungsstil zeichnet sich durch eine Mitbestimmung der Gruppenmitglieder hinsichtlich der Zielsetzung und Wahl der Arbeitsmethoden aus. Der Gruppenleiter hilft, die Arbeitsprobleme und Gruppenkonflikte zu lösen. Wesentliches Element der demokratisch geführten Gruppe ist die Diskussion, die der Leiter gerade soviel lenkt, wie die Gruppe braucht, um sich selbstverantwortlich zu führen. Dabei registriert er gruppendynamische Prozesse, um negati-

ven Entwicklungen wie Rivalität oder Cliquenbildung rechtzeitig vorzubeugen. Darüberhinaus versucht er, alle Gruppenmitglieder zu einer aktiven Mitarbeit an der Verwirklichung der Ziele zu bewegen.
Derartig geführten Gruppen wird eine gute Leistung und hohe Arbeitszufriedenheit vorausgesagt. Die gemeinsame Arbeit an dem von allen Mitgliedern akzeptierten Ziel führt zur Herausbildung eines »Wir-Gefühls«. Arbeitsmoral und Arbeitsergebnis bleiben auch gut, wenn der Gruppenleiter nicht zugegen ist. Demokratisch geführte Gruppen funktionieren besser als alle anderen, weil partnerschaftliche Verhaltensweisen zur Lösung von Konflikten eingeübt werden.

Führungsstil beim MURT

Hilfe kann man keinem aufzwingen. Das gilt auch für eine Maßnahme wie das MURT, das den Gefangenen nach der Entlassung helfen soll, nicht wieder rückfällig zu werden. Die Beteiligung ist grundsätzlich freiwillig, auch wenn Gruppendruck oder der Einsatz von Verstärkern manchmal eine andere Deutung zulassen. Aus dieser Sicht bietet nur der demokratische Führungsstil diejenigen Elemente, die eine gute Leistung bei gleichzeitig guter Motivation versprechen. Demzufolge hält sich auch der Gl an die oben beschriebenen Merkmale dieses Stils. Als Gesprächsleiter ordnet er nicht nur die Wortmeldungen. Er faßt zusammen und vergleicht, führt auf das Thema zurück, ermuntert stille und dämpft vorlaute Gefangene. Er sorgt dafür, daß jeder ausreden kann, und unterbindet Privatgespräche, die die Runde stören. Seine Stellung sollte von allen anerkannt sein. Wenn sich Gefangene aus bestimmten Gründen weigern, beim Rollenspiel mitzumachen oder die Aufzeichnungen anzusehen, ist es auch die Aufgabe des Gl, ihre Bedenken unter vier Augen auszuräumen.

3.3. Ablauf der MURT-Sitzung

Der Gl beginnt und schließt die MURT-Sitzung. Alle Sitzungen haben dieselbe Gliederung. Der Gl muß sie ständig im Gedächtnis haben, da während der Diskussion allzu leicht vom Thema abgeschweift wird. Er sollte ebenfalls die anstehenden Lernziele im Kopf haben und sich vorher Gedanken über einen Einstieg in die Problematik machen.
Es hat sich als günstig erwiesen, daß der Gl Einleitung und Lernziele wiederholt, während die Stg die Geräte aufstellt und ihre Funktionstüchtigkeit überprüft. Danach können die Gefangenen den Raum betreten.
Um das Gespräch in Gang zu bringen, bieten sich Sportereignisse,

Neuigkeiten aus der Anstalt, persönliche Erfolge eines Anwesenden und ähnliches an. Diese Erörterung sollte höchstens zwei bis drei Minuten dauern. Dann wird zum Thema der MURT-Sitzung übergeleitet. Es ist gut, wenn die Leitungskompetenz des Gl in den ersten Sitzungen deutlich wird. Zuständigkeitsüberschneidungen verwirren nicht nur die Gefangenen, sondern auch die Trainer. Dominante Stg sollten sich in der Anfangsphase mit Diskussionsbeiträgen zurückhalten.
Der Gl kann sehr ängstliche Gefangene in Ausnahmen vom Rollenspiel freistellen oder ihnen das Ansehen der Video-Aufzeichnung ersparen.

Alle MURT-Sitzungen sind folgendermaßen gegliedert:

- Einleitung (1)
- Modellszene (2)
- Lernziele (3)
- Wiederholung der Modellszene (4)
- Rollenspiel (5)
- Diskussion (6)

Nachstehend wird diese Gliederung erörtert. Dabei werden *die* Punkte vorgestellt, die sich bei der Sichtung umfangreichen Aufzeichnungsmaterials als bestimmend für den Verlauf jeder MURT-Sitzung herausgestellt haben. Es werden Vorschläge gemacht, wie typische Schwierigkeiten der einzelnen Gliederungspunkte behoben werden können.

3.3.1. Einleitung einer Sitzung

Der Sinn der Einleitung besteht im Hinlenken der Aufmerksamkeit aller Beteiligten auf die wesentlichen Konfliktmöglichkeiten der vorgestellten Situation. Die Einleitung dient auch dem besseren Verständnis der Videoaufnahme, die aufgrund ihrer kargen Ausstattung an Requisiten ohne verbale Darstellung des Situationszusammenhangs nicht auskommt.
Der Gl sollte den Einleitungsvorschlag des Konzepts mit seinen eigenen Worten wiedergeben. Auf diese Weise kann er ständig Blickkontakt mit den Gefangenen halten, und es entsteht kein Bruch in der Darstellung. Die lebensnahe Schilderung erfolgt in Gegenwart (Zeit) und Aussageform (im Gegensatz zur Möglichkeitsform), um eine hohe suggestive Wirkung zu erzielen. Sie bricht auf dem Höhepunkt der Spannung ab. Das ist inhaltlich immer die Stelle, an der das problematische Verhalten ansteht. Es hat sich als günstig erwiesen, an dieser

Stelle die Beteiligten zu fragen, ob das vorgestellte Problem überhaupt realistisch sei, ob ihnen schon Ähnliches widerfahren sei, oder ob sie sich in solche Situationen hineinversetzen könnten. Die Zustimmung darauf ist deshalb wichtig, weil sie später als Glied der Argumentationskette (s. 3.3.3. Erarbeitung der Lernziele) eine Handhabe bietet, den Gefangenen auf die damit gegebene persönliche Bedeutsamkeit der Problemsituation hinzuweisen.

Es hat sich weiter als günstig erwiesen, die Gefangenen zu fragen, was *sie* in der geschilderten Situation täten. Diese Frage gibt dem Gl die Möglichkeit, jeden persönlich anzusprechen, so daß eine aktive Beteiligung an der MURT-Sitzung eingeleitet wird. Jeder, der um eine Antwort nicht verlegen sein will, muß sich zwangsläufig mit der Problematik beschäftigen. Dadurch verringert sich aufgabenirrelevantes Verhalten wie Tuscheln und Unkonzentriertheit. Der Gl kann abschätzen, in wieweit die vorgeschlagenen Lösungen mit den Lernzielen übereinstimmen. Hieraus ergeben sich Ansatzpunkte für die spätere Diskussion. Schließlich sind die Antworten ebenfalls wichtig für die Argumentationskette.

Die Stellungnahmen der Gefangenen sollten zunächst unter ihnen selbst diskutiert werden, ohne daß der Gl schon das Modellverhalten ins Feld führt. Die Gefangenen können sich bei dieser Gelegenheit »freisprechen« und allzu offene Widersprüche ihrer Vorschläge erkennen. Während dieser Phase ist der Gl als Meinungsführer entlastet. Er hat lediglich die Diskussionsleitung inne. Diese vorübergehend neutrale Stellung nutzt er, um das Vertrauen der Gruppe zu erwerben: Er bemüht sich, die Wortmeldungen nach Inhalt und Reihenfolge zu ordnen, die stillen Diskussionsteilnehmer zu Stellungnahmen zu ermuntern und die dominanten zu dämpfen.

Das Ende dieses »Warmwerdens« leitet der Gl ein, indem er vorschlägt, den Modellfilm anzusehen. Zuvor weist er darauf hin, die fraglichen Verhaltensweisen genau zu beobachten.

3.3.2. Vorführung der Modellszene

Der Stichwortgeber bedient die Geräte.

3.3.3. Erarbeitung der Lernziele

Erfahrungsgemäß erfolgen heftige Reaktionen auf das Anschauen des Films. Sie reichen von strikter Ablehnung und Verunglimpfung des Modells bis zur einhelligen Zustimmung. Es hat sich als günstig erwiesen, Proteste nicht sogleich zurückzuweisen, da die Gefangenen sich leicht in eine Position verrennen, die sie später dann ungleich schwerer wieder aufgeben können. Der Gl knüpft zunächst einmal an die Aufgabe an, die er vor dem Zeigen des Modellfilms der Gruppe gestellt hat: Wie hat das Modell reagiert, wie hat es die Situation überwunden? Das Sammeln der einzelnen Beobachtungen enthebt den Gl fürs erste einer wertenden Stellungnahme. Soweit die Beobachtungen mit den Lernzielen übereinstimmen, läßt er sie vom Stg an die Tafel schreiben. Dabei kann die Formulierung im Konzept durch eine von Gefangenen gebrauchte Wendung ersetzt werden (z. B.: Blickkontakt = Angukken). Natürlich werden nicht alle Lernziele von der Gruppe bemerkt. Dann muß der Gl versuchen, die fehlenden fragend zu entwickeln. Gl mit hoher Frustrationstoleranz sind für diese Aufgabe besonders geeignet.

Nachdem die Lernzielsammlung abgeschlossen ist, folgt die Wiederholung des Modellfilms, darauf die Kurzinstruktion und dann das Rollenspiel. Dabei bilden die letztgenannten drei Gliederungspunkte eine Einheit. Ihre Abfolge sollte nicht durch weitere Erörterungen gestört werden. Bevor der Gl zu ihnen übergeht, muß gesichert sein, daß die Gefangenen willens sind, das Modellverhalten nachzuspielen. Wenn nach der Kurzinstruktion Gefangene noch Einwände vorbringen, ist es für den Gl schwer, den roten Faden der Sitzung in den Griff zu bekommen. Nach dem Ausräumen der Einwände müßten nämlich Modellfilm und Kurzinstruktion wiederholt werden, weil sie inzwischen vergessen worden sind. Es gilt also, die Gefangenen trotz des unerörterten Für und Wider des Modellverhaltens zum Rollenspiel zu bewegen. Der Grund für diese Vorgehensweise liegt in der Ausnutzung des dissonanztheoretischen Effektes, d. h. Einstellungsänderung durch das Üben von Verhalten herbeizuführen, das der bisherigen Einstellung zuwiderläuft. Deswegen ist nach dem Rollenspiel die Diskussion für den Gl leichter zu führen als davor (siehe auch 1.2.). Leider läßt sich diese »Überrumpelung« nicht immer durchhalten. Auch wenn der Gl aus taktischen Gründen nicht fragt, ob das Modellverhalten akzeptabel sei, sondern ob man sich zutraue, es nachzuspielen, fällt die Antwort oft negativ aus. In solchen Fällen muß der Gl die Diskussion vor dem Rollenspiel eröffnen.

Die Argumentationskette des jeweiligen Rollenspiels hilft ihm bei der Begründung des Modellverhaltens. Der Ausgangspunkt dieser Kette ist stets die Absicht des Gefangenen, nicht wieder straffällig zu werden. Daraus wird die Notwendigkeit hergeleitet, bestimmte Verhaltensweisen zu lernen, um einen Rückfall zu vermeiden. Ein Beispiel zur Argumentationskette findet sich im Abschnitt 3.4..

Das Modellverhalten ist für die Gefangenen oft deshalb unannehmbar, weil es mit ihrem Ehrenkodex unvereinbar ist. Beispielsweise ist es für manche kaum möglich, eine grobe Beleidigung ohne tätliche oder verbale Erwiderung hinzunehmen. Der Gefangene ist unter Umständen sogar bereit, dafür seine Bewährung aufs Spiel zu setzen. Dann ist die gemeinsame Diskussionsbasis, nämlich nie wieder in den »Knast« zurückzuwollen, bereits verlassen.

In diesem Fall ist die Argumentationskette nicht mehr die Methode der Wahl, um den Gefangenen zu überzeugen. Es hat sich gezeigt, daß die Provokationsproblematik hier am besten anzugehen ist, indem der Gl nach den Zielen des Provokateurs fragt. Dabei wird dem Gefangenen deutlich, daß er sich gerade so verhält, wie sein Gegner es beabsichtigt hat. Somit wird eine vollständige Manipulierbarkeit durch den Gegner deutlich, die der Gefangene selbst natürlich niemals gewollt hat. Dieser Widerspruch ist nicht jedem sofort einsichtig. Der Gl sollte versuchen, andere Gefangene, die die Logik der Argumentation begriffen haben, in die »Überzeugungsarbeit« einzuschalten.

Soweit die Hinweise zur Diskussion, wenn sie aus obenerwähnten Gründen vorgezogen werden muß.

3.3.4. Widerholung der Modellszene

Der Stg bedient die Geräte. Der Gl weist noch einmal auf die wichtigen Stellen im Modellfilm hin.

3.3.5. Rollenspiel

Da die Gefangenen nicht alle erarbeiteten Lernziele behalten können, wird ihnen vor dem Rollenspiel eine Zusammenfassung des Spielauftrags gegeben. Diese Zusammenfassung besteht aus zwei bis drei übergeordneten Lernzielen, die der Gl dem Konzept entnehmen kann (Kurzinstruktion).

Der Gl vereinbart mit den Gefangenen die Reihenfolge. Nach jedem Rollenspiel geben er und der Stg Rückmeldung über die Spielleistung. Die anderen Gefangenen beteiligen sich daran. Die Videoaufzeichnung wird abgespielt und ausgiebig diskutiert. Bei der Rückmeldung sollten die Trainer die Information in Punkt 1.8. beachten.

3.3.6. Diskussion

Nach Beendigung der Rollenspiele beginnt die Diskussion. Sollte die Begründung des Modellverhaltens nicht vorher ausdiskutiert worden sein, verfährt der Gl nach der in 3.3.3. beschriebenen Vorgehensweise. An diesen Disput schließt sich die Erörterung ähnlicher Situationen an. Dadurch wird das neu gelernte Verhalten gestärkt und der Übertragungseffekt genutzt (siehe auch 1.5.). Der Gl fragt die Gefangenen nach Situationen, in denen ein ähnliches Verhalten von Vorteil ist. Besonders eignen sich Begebenheiten, die die Gefangenen schon selbst erlebt haben. Darüber hinaus sind zu jeder MURT-Sitzung Beispiele im Konzept angegeben.

Zum Schluß bittet der Gl, den Ablauf der Sitzung zu kritisieren. Diese Rückmeldung seitens der Gefangenen gibt ihm Gelegenheit zu hören, ob das angesprochene Problem realistisch ist, ob an seiner Leistung etwas auszusetzen ist, ob Gruppenkonflikte drohen usw.. Die angesprochenen Schwierigkeiten versucht er in Zukunft auszuräumen.

3.4. Beispiel für eine Argumentationskette

MURT-Sitzungskonzept 5: »Bekanntwerden der Vorstrafe«
Gl argumentiert:
– Wenn Sie nicht in die »Kiste« zurückwollen, brauchen Sie Arbeit um zu leben!
– Wenn Sie Arbeit gefunden haben, können Sie Ihren Arbeitsplatz gefährden!
– Wodurch?
– Wenn Kollegen Ihnen mißgünstig gesonnen sind, brechen sie unter Umständen einen Streit vom Zaun, mit dem Ziel, daß Sie gefeuert werden!
– Wenn Sie sich auf den Streit einlassen, wird der Chef Ihnen die Schuld geben, da Sie als Neuer und Vorbestrafter als erster als Urheber in Frage kommen!
– Wie können Sie derartigen Ungerechtigkeiten vorbeugen?
– Indem Sie sich nicht provozieren lassen!
– Wie machen Sie das?
– Eine Möglichkeit, derartige Situationen zu bewältigen, haben wir aufgezeichnet!

Die Argumentationskette der anderen Sitzungsthemen sind nach dem gleichen Prinzip aufgebaut. Ausgangspunkt ist immer der Wunsch des Gefangenen, nicht mehr rückfällig zu werden.

3
Trainingsmaterial für Modellunterstütztes Rollentraining (MURT) mit jugendlichen Delinquenten

von Jörg Alisch, Maren Langlotz
und Hans Joachim Zienert

Kapitelübersicht

Vorbemerkung 105
Sitzungskonzept 1 Saubermachen 107
Sitzungskonzept 2 Kneipe 111
Sitzungskonzept 3 Vorstellen 115
Sitzungskonzept 4 Selbstkontrolle 120
Sitzungskonzept 5 Bekanntwerden der Vorstrafe . 124
Sitzungskonzept 6 Wohnungssuche 128
Sitzungskonzept 7 »Fete« ankündigen 131
Sitzungskonzept 8 Entschuldigen 135
Sitzungskonzept 9 Bewährungshelfer 138
Sitzungskonzept 10 Arbeitskollegen 142
Sitzungskonzept 11 Runden ausgeben 145
Sitzungskonzept 12 Herausforderung 149
Sitzungskonzept 13 Razzia 152
Sitzungskonzept 14 Hobbies 155
Sitzungskonzept 15 Verdächtigung 159
Sitzungskonzept 16 Autodiebstahl 162
Sitzungskonzept 17 Schlägerei 166
Sitzungskonzept 18 Verwechslung 169
Hinweise zur Herstellung von Video-Modellszenen 172

Vorbemerkung

Verständnis und sachgerechte Benutzung der folgenden Sitzungskonzepte für MURT mit jugendlichen Delinquenten sind nur im Zusammenhang mit der Kenntnis der theoretischen Grundlage dieser verhaltensmodifikatorischen Technik, der Begründung und Auswahl der Trainingsbereiche, ihrer Lernziele sowie der ausführlichen Trainingsanleitung möglich. Diese Vorbemerkung ist also keine Handanweisung – sie gibt lediglich Hinweise zum Gebrauch der Sitzungskonzepte.
Die Sitzungskonzepte haben in der vorliegenden Form eine doppelte Funktion: Zum einen dienen sie den Trainern als Leitfaden in der MURT-Sitzung, zum anderen werden sie vom Übungsleiter in der Ausbildung von MURT-Trainern eingesetzt. Daraus erklärt sich auch, daß ein Beispielsdialog aufgeführt wird. Er soll den Auszubildenden die Umsetzung von Lernzielen in ein Wechselgespräch deutlich machen. Dabei bilden die Beiträge des Modells die diskriminativen Reize

für den Stichwortgeber, um im Handlungsablauf fortzufahren. Aus ökonomischen Gründen haben wir uns in den Dialogen auf lernzielorientierte Reaktionen beschränkt. Diese »ideale« Form entspricht daher nicht dem Verlauf eines natürlichen Gesprächs und ist somit nicht mißzuverstehen als wortgetreue Vorgabe eines Rollenspieldialogs. Vielmehr stellt sie eine Empfehlung dar, der Stichwortgeber und Interaktionspartner möglichst nahekommen sollten.

MURT-Trainer sollten so gut vorbereitet sein, daß sie die Sitzungskonzepte höchstens beim Sammeln der jeweiligen Lernziele in Anspruch nehmen. In allen anderen Abschnitten des Sitzungsverlaufs sollten sie ohne dieses Hilfsmittel auskommen.

Sitzungskonzept 1 Saubermachen

Trainingsbereich: Strafvollzug

1. Einleitung

Einleitung in eigenen Worten wiedergeben!
Die folgende Szene handelt von einem Problem, das überall da auftauchen kann, wo man in einer Gemeinschaft lebt, z. B. bei der Bundeswehr oder hier auf der Abteilung. Jeder hat seine Pflichten beim Saubermachen; die Arbeit ist unter den Bewohnern aufgeteilt. Nun hat der Gruppensprecher bemerkt, daß sich einer aus der Gruppe vor der Arbeit drückt.
Bezugnehmen auf die persönlichen Erfahrungen der Gruppenmitglieder!
Für den Gruppensprecher kommt es darauf an, den betreffenden Gefangenen durch ein Gespräch unter vier Augen auf seine Nachlässigkeit aufmerksam zu machen und ihn wieder zum Saubermachen zu bewegen, ohne ihn zu verärgern.

2. Modellszene

Videoaufnahme von Modellszene 1 vorführen!

3. Lernziele

Lernziele fragend entwickeln; Lernziele an die Tafel schreiben und gegebenenfalls ergänzen!
- Ansprechen des Partners auf das Problem
- deutliches Benennen des Problems mit sachlicher Wortwahl
- zum Ausdruck bringen, daß kein »Geständnis« erwartet wird
- Appell an die Gemeinschaftsregeln
- Begründung des eigenen Handelns mit der Absicht, körperliche Auseinandersetzungen zu vermeiden
- Erklärung der eigenen freundschaftlichen Haltung
- erklären, daß die Angelegenheit damit erledigt sei
- ruhig und freundlich sein
- ruhig und langsam sprechen
- Blickkontakt
- den Partner ausreden lassen

Sicherstellen, daß die Gruppenmitglieder dem Spielauftrag nachkommen wollen. Die nächsten beiden Arbeitsschritte sollten von Diskussion freigehalten werden!

4. Wiederholung der Modellszene

Gruppenmitglieder anweisen, den Film unter besonderer Berücksichtigung der erarbeiteten Lernziele erneut anzusehen; Videoaufnahme von Modellszene 1 vorführen!

5. Rollenspiel

Vereinbaren, in welcher Reihenfolge die Gruppenmitglieder die Trainingsszene spielen wollen; jedem Gruppenmitglied die Kurzinstruktion für das Modellverhalten, Gelegenheit zum Spielen der Trainingsszene und Rückmeldung geben; Vollständigkeit und Logik des Spiels anhand der Lernziele, der Kurzinstruktion und des Beispieldialogs beurteilen und rückmelden!

Modellverhalten	**Stichwortgeberverhalten**
Kurzinstruktion:	
Es kommt für Sie darauf an, – dem anderen klarzumachen, daß er sich in einer Gemeinschaft nicht vor seinen Pflichten drücken kann, – ihm glaubhaft zu machen, daß Sie ihm nicht »eins auswischen« wollen und – dabei ruhig und freundlich zu sein.	– zu Beginn der Szene abwehrend und verschlossen zu sein, – im weiteren Verlauf offener zu werden und – am Ende zu zeigen, daß Sie die Absicht des anderen verstanden haben.
Beispieldialog:	
spricht an »Hast Du 'mal 'n' Moment Zeit?«	reagiert neutral »Was ist denn?«

benennt das Problem »Ich wollt' 'mal mit Dir reden – in letzter Zeit gibt es da Ärger mit dem Saubermachen ...«	wird mürrisch bis aggressiv »Wie soll ich das verstehen?«
führt das Problem weiter aus »Wir haben doch das Saubermachen aufgeteilt ... und irgendwie macht da einer nicht mit ...«	leugnet unwirsch »Wenn Du mich damit meinst, ich bin das nicht!«
stellt dar, daß er kein Geständnis erwartet »Es geht mir gar nicht darum zu wissen, wer es gewesen ist ...«	guckt noch mißtrauisch
appelliert an den Gemeinschaftsgeist »Ich find' das nur unfair, wenn sich jemand auf Kosten der anderen drückt!«	will das Gesagte nicht auf sich bezogen wissen »Das ist doch klar!«
erklärt, daß er negativen Entwicklungen vorbeugen will »Wir sitzen hier doch alle in einem Boot, und ich weiß, daß sich einige das nicht länger gefallen lassen wollen!«	öffnet sich langsam »... hm.«
stellt sein Wohlwollen dar »Ich möchte einfach nicht, daß einer von uns hier Ärger bekommt!«	gibt seine Skepsis auf »Du hast ja schon recht ...«
bekundet, daß er die Sache auf sich beruhen lassen will »Damit soll die Sache auch erledigt sein!«	zeigt den Ansatz eines Lächelns, signalisiert Einverständnis »... okay.«

6. Diskussion

Erfahrungen zusammenfassen und ähnliche Situationen fragend entwickeln, in denen sich diese Erfahrungen umsetzen lassen!

Erfahrungen:

- es ist von Vorteil, sein Ziel mit Überzeugungskraft und nicht mit Gewalt zu erreichen
- es ist wichtig, unangenehme Dinge so ruhig und sachlich wie möglich vorzutragen
- es ist sinnvoll, Probleme so früh wie möglich anzugehen
- es ist klug, den anderen unter vier Augen anzusprechen

Ähnliche Situationen:

- Lügen
- Stehlen
- Petzen
- »Radfahren«

Sitzungskonzept 2 Kneipe

Trainingsbereiche: Strafvollzug, Gleichaltrige

1. Einleitung

Einleitung in eigenen Worten wiedergeben!
Stellen Sie sich vor, Sie sind an Ihrem letzten Urlaubstag auf dem Rückweg in die Anstalt auf ein Bier in eine Kneipe gegangen. Sie wollen gerade aufbrechen, weil Sie pünktlich zurück sein müssen. Da kommt ein alter Freund herein, der Sie unbedingt zu einem weiteren Glas Bier einladen will.
Bezugnehmen auf die persönlichen Erfahrungen der Gruppenmitglieder!
In der folgenden Szene kommt es darauf an, die Einladung abzulehnen, weil bei unpünktlicher Rückkehr die Chance auf $^2/_3$-Haft aufs Spiel gesetzt wird.

2. Modellszene

Videoaufnahme von Modellszene 2 vorführen!

3. Lernziele

Lernziele fragend entwickeln; Lernziele an die Tafel schreiben und gegebenenfalls ergänzen!
- von Anfang an die eigene Situation deutlich machen
- keine falschen Hoffnungen wecken
- Verdeutlichen der eigenen Entschlossenheit
- anschauliches Aufzeigen der persönlichen Nachteile beim Eingehen auf den Vorschlag des Freundes
- darauf hinweisen, daß die zu erwartenden Nachteile nicht mit den vorgegebenen freundschaftlichen Absichten des anderen zu vereinbaren sind
- betonen, daß die Entscheidung unabhängig von der Person des Freundes getroffen wurde
- Darstellen des eigenen Zwiespalts
- Vertrösten
- bestimmtes Auftreten

- feste Stimme
- Blickkontakt
- auch bei Beleidigung durch den anderen ruhig bleiben

Sicherstellen, daß die Gruppenmitglieder dem Spielauftrag nachkommen wollen. Die nächsten beiden Arbeitsschritte sollten von Diskussion freigehalten werden!

4. Wiederholung der Modellszene

Gruppenmitglieder anweisen, den Film unter besonderer Berücksichtigung der erarbeiteten Lernziele erneut anzusehen; Videoaufnahme von Modellszene 2 vorführen!

5. Rollenspiel

Vereinbaren, in welcher Reihenfolge die Gruppenmitglieder die Trainingsszene spielen wollen; jedem Gruppenmitglied die Kurzinstruktion für das Modellverhalten, Gelegenheit zum Spielen der Trainingsszene und Rückmeldung geben; Vollständigkeit und Logik des Spiels anhand der Lernziele, der Kurzinstruktion und des Beispieldialogs beurteilen und rückmelden!

Modellverhalten	**Stichwortgeberverhalten**
Kurzinstruktion:	
Es kommt für Sie darauf an,	
– die Einladung Ihres Freundes bestimmt abzulehnen,	– zu Beginn der Szene aktiv und ermunternd zu sein,
– ihn dabei nicht zu verärgern und	– nach der eindeutigen Absage enttäuscht und beleidigt zu sein und
– bei ihm Verständnis für Ihre Situation zu wecken.	– am Ende zu zeigen, daß Sie dem anderen seinen Entschluß nicht übelnehmen.
Beispieldialog:	
sitzt bei einem Bier	kommt herein und grüßt überschwenglich »Mensch, (Name), hallo!«

erwidert die Begrüßung »Hallo, grüß' Dich!«	drückt sein Erstaunen über die Anwesenheit des anderen aus »Mensch, was machst Du denn hier, ich denk', Du bist im Knast?«
erläutert seine Situation, Urlaub, Zeitdruck, Aufbruch »Bin ich auch eigentlich; die haben mir Urlaub gegeben und ich will gerade los, weil ich in 10 Minuten zurück sein muß.«	schwächt Bedenken ab, lädt zum Trinken ein »Ach, das ist doch nicht so wild, komm' ich geb' ein' aus.«
bedankt sich freundlich für die Einladung und lehnt bestimmt ab »Das find' ich wirklich nett von Dir, aber es geht einfach nicht!«	beharrt mit Hinweis auf die alte Freundschaft auf seinem Vorschlag »Komm' sei kein Feigling, Du kannst Deinem alten Freund doch kein Bier abschlagen!«
weist auf den Widerspruch zwischen Motiv und Konsequenzen seines Vorschlags hin »Paß' 'mal auf, wenn ich nicht rechtzeitig zurück bin, riskiere ich meine $^2/_3$-Haft, und das kannst Du als alter Freund doch nicht von mir wollen!«	fordert nachdrücklicher »Mensch, die 10 Minuten, mach' Dir doch nicht in's Hemd; das Bier ist doch schon eingeschenkt!«
erklärt ruhig Vor- u. Nachteile der Entscheidung »Ich würd' ja auch lieber hierbleiben, aber ich hab' wirklich keine Lust, 3 Monate länger als nötig im Knast zu bleiben.«	spielt den Beleidigten »Das hätt' ich nicht von Dir gedacht – Du willst wohl nichts mehr mit mir zu tun haben?«
betont, daß die Entscheidung nichts mit der Person des anderen zu tun habe »Das hat überhaupt nichts mit Dir zu tun, wenn ich jetzt gehe.«	bleibt ungläubig »Ach, erzähl' mir doch nichts.«
nennt Entlassungstermin, vertröstet und bricht auf »Weißt Du was, in einem Monat	schmollt erst und lenkt dann ein »Na gut, Du läßt ja doch nicht mit Dir reden.«

bin ich draußen, dann treffen wir uns und trinken einen zusammen!«

6. Diskussion

Erfahrungen zusammenfassen und ähnliche Situationen fragend entwikkeln, in denen sich diese Erfahrungen umsetzen lassen!

Erfahrungen:

- es ist wichtig, den anderen von Anfang an über die eigene Situation aufzuklären
- manchmal ist es wichtig, auf kurzfristige Annehmlichkeiten zu verzichten, um sich keine späteren Nachteile einzuhandeln
- in derartigen Situationen ist es von Vorteil, ebenso bestimmt wie freundlich die eigenen Absichten zu vertreten

Ähnliche Situationen:

- Überredung zu einer »Sauftour«
- Überredung zu einer Schlägerei
- Überredung zu einer neuen Straftat

Sitzungskonzept 3   Vorstellen

Trainingsbereich: Arbeitswelt

1. Einleitung

Einleitung in eigenen Worten wiedergeben!
In der folgenden Szene geht es darum, wie man sich am günstigsten verhält, wenn man sich um eine Stellung bewirbt. Da für die meisten Arbeitgeber der erste Eindruck entscheidend ist, wird es auch problematisch sein, ob und wie man seine Vorstrafe erwähnt.
Bezugnehmen auf die persönlichen Erfahrungen der Gruppenmitglieder!
Es kommt darauf an, insgesamt sicher aufzutreten, sich durch die ersten Schwierigkeiten nicht gleich entmutigen zu lassen und vor allem beim Thema der Vorstrafe ruhig und sicher zu bleiben.

2. Modellszene

Videoaufnahme von Modellszene 3 vorführen!

3. Lernziele

Lernziele fragend entwickeln; Lernziele an die Tafel schreiben und gegebenenfalls ergänzen!
- Darstellen der eigenen Qualifikation
- bei der ersten sich bietenden Gelegenheit die Vorstrafe zur Sprache bringen
- darstellen, daß es einem deshalb nicht leicht fällt, die Wahrheit zu sagen
- deutlich machen, daß man es vorzieht, den Arbeitgeber lieber gleich selbst zu unterrichten, bevor andere dies später tun
- darstellen, daß man auf die Stelle angewiesen ist, um einen Neuanfang zu schaffen
- Verständnis zeigen bei der Äußerung von Vorurteilen durch den Arbeitgeber
- Eingehen auf verschärfte Bedingungen (Bedenkzeit, Probezeit)
- darauf achten, daß bei der Bezahlung die Notlage nicht ausgenutzt wird

- sich für den persönlichen Einsatz des Einstellenden bedanken
- Initiative ergreifen
- ruhig und langsam sprechen
- Blickkontakt beim Erwähnen der Vorstrafe
- verständliches Deutsch sprechen (keine Knastsprache)

Sicherstellen, daß die Gruppenmitglieder dem Spielauftrag nachkommen wollen. Die nächsten beiden Arbeitsschritte sollten von Diskussion freigehalten werden!

4. Wiederholung der Modellszene

Gruppenmitglieder anweisen, den Film unter besonderer Berücksichtigung der erarbeiteten Lernziele erneut anzusehen; Videoaufnahme von Modellszene 3 vorführen!

5. Rollenspiel

Vereinbaren, in welcher Reihenfolge die Gruppenmitglieder die Trainingsszene spielen wollen; jedem Gruppenmitglied die Kurzinstruktion für das Modellverhalten, Gelegenheit zum Spielen der Trainingsszene und Rückmeldung geben; Vollständigkeit und Logik des Spiels anhand der Lernziele, der Kurzinstruktion und des Beispieldialogs beurteilen und rückmelden!

Modellverhalten	**Stichwortgeberverhalten**
Kurzinstruktion:	
Es kommt für Sie darauf an,	
– sich so zu verhalten, daß der Arbeitgeber einen guten Eindruck bekommt,	– zu Beginn der Szene wohlwollend zu sein,
– die Vorstrafe freiwillig anzusprechen und	– Bei Erwähnung der Vorstrafe merklich reservierter zu werden,
– während des gesamten Einstellungsgesprächs ruhig und sicher aufzutreten.	– nach den Argumenten des Bewerbers sich zu öffnen und
	– in Teil b) der Szene hervorzuheben, daß der Bewerber die Stellung nur aufgrund seiner Aufrichtigkeit bekommt.

Beispieldialog:

a)

klopft an, stellt sich vor und erklärt sein Anliegen »Guten Tag, mein Name ist (Name); ich komme wegen der freien Stelle als Lagerarbeiter ...«	bittet herein, bietet Platz an, fragt nach Vorkenntnissen »Ach ja, die Stelle als Lagerarbeiter ...; was haben Sie denn für Vorkenntnisse?«
schildert diese, weist auf seine Qualifikation hin »Ich hab' zwar keine abgeschlossene Lehre, aber früher hab' ich schon 'mal im Lager gearbeitet und bin gewohnt anzupacken.«	fragt nach dem letzten Arbeitsverhältnis »Wo waren Sie denn zuletzt beschäftigt?«
berichtet »Bei Lange & Co«	fragt nach dem Grund des Wechsels »Und was ist der Grund Ihres Wechsels?«
berichtet, Darstellung der eigenen Hemmung, Befürchtungen, Begründung des Vorgehens »Wissen Sie, es fällt mir nicht leicht ... aber ich möchte es Ihnen lieber gleich sagen ... ich bin gerade aus dem Gefängnis entlassen; auch auf die Gefahr hin, daß ich die Stelle nicht bekomme, ist es mir lieber, Sie wissen von Anfang an die Wahrheit, als daß es später irgendwann herauskommt.«	äußert Vorurteil »Das will ich Ihnen gerne glauben; aber wer garantiert mir, daß Sie hier nicht auch 'mal lange Finger machen?«
versichert, daß er die Bedenken verstehe; äußert Überzeugung, daß es für ihn nicht leicht werde, eine Stelle zu bekommen »Ich kann schon verstehen, daß Sie bei meiner Vergangenheit mißtrauisch sind; ich bin sicher, daß es für mich nicht einfach sein wird, in meiner Situation eine Stellung zu bekommen!«	beschwichtigt, bekräftigt Offenheit, muß Rücksprache halten, schlägt Termin vor »Nun 'mal langsam – Ihre Offenheit spricht an sich ja nur für Sie; eigentlich stellt unsere Geschäftsleitung aus Prinzip keine Vorbestraften ein; aufgrund Ihrer Offenheit wäre ich allerdings versucht, eine Ausnahme zu machen. Da ich das nicht allein entscheiden kann,

	muß ich Rücksprache mit der Geschäftsleitung nehmen. Würde es Ihnen 'was ausmachen, morgen um die gleiche Zeit noch einmal vorzusprechen?«
geht auf den Terminvorschlag ein »Nein, natürlich nicht, da bin ich mit einverstanden!«	steht auf; verabschiedet sich »Gut, dann bis morgen Herr (Name).«
verabschiedet sich und geht hinaus »Auf Wiedersehen, Herr (Name).«	

b)

klopft an, kommt herein, grüßt »Guten Tag, Herr (Name).«	bittet herein, grüßt, fragt zerstreut nach dem Namen »Guten Morgen, wie war Ihr Name noch?«
nennt diesen »(Name)«.	wiederholt Namen, bietet Platz an »Ach ja, nehmen Sie bitte Platz, Herr (Name).«
trägt sein Anliegen vor »Ich war gestern hier wegen der Stelle als Lagerarbeiter und sollte heute wiederkommen, um ...«	nennt Ergebnis, bekräftigt Wiederkommen und Ehrlichkeit, nennt Extrabedingung »Ja, Sie bekommen die Stelle; ausschlaggebend war für uns Ihre Offenheit; aber wir müssen eine Bedingung stellen: Sie müßten bei uns eine längere Probezeit ableisten, ehe wir Sie fest einstellen; sind Sie damit einverstanden?«
zeigt Freude, geht darauf ein »Natürlich bin ich damit einverstanden!«	gibt sachlich die ersten Anweisungen, verabschiedet sich »Gut, dann gehen Sie jetzt bitte ins Personalbüro, und geben da Ihre Papiere ab; morgen früh um 8 Uhr melden Sie sich beim Lagermeister; guten Arbeitsanfang, auf Wiedersehen!«
bedankt sich für den persönlichen Einsatz, verabschiedet sich »Vielen Dank für Ihre Mühen und Ihr Vertrauen; auf Wiedersehen.«	

6. Diskussion

Erfahrungen zusammenfassen und ähnliche Situationen fragend entwickeln, in denen sich diese Erfahrungen umsetzen lassen!

Erfahrungen:

- es ist wichtig, einen guten Eindruck zu hinterlassen
- es ist günstig, sich von Vorurteilen nicht provozieren zu lassen
- es ist günstig, ruhig, sicher und gelassen aufzutreten

Ähnliche Situationen:

- Zimmersuche
- neue Bekanntschaft

Sitzungskonzept 4 Selbstkontrolle

Trainingsbereiche: Freizeit, Gleichaltrige

1. Einleitung

Einleitung in eigenen Worten wiedergeben!
In der folgenden Szene sitzen abends zwei Jugendliche beim Bier in einer Kneipe. Der eine hat inzwischen eine Stelle als Lagerarbeiter bekommen und soll am nächsten Morgen anfangen. Der andere ist noch arbeitslos, und will in der ersten Zeit nach der Entlassung von Arbeit noch nichts wissen, sondern erst alles Versäumte nachholen. So will er denn auch seinen Freund zu einer anständigen »Sauftour« überreden.
Bezugnehmen auf die persönlichen Erfahrungen der Gruppenmitglieder!
Es kommt darauf an, den Überredungskünsten des Freundes zu widerstehen und den »Spieß umzudrehen«, indem man den anderen zu überreden versucht, auch nach Arbeit zu suchen.

2. Modellszene

Videoaufnahme von Modellszene 4 vorführen!

3. Lernziele

Lernziele fragend entwickeln; Lernziele an die Tafel schreiben und gegebenenfalls ergänzen!
- von Anfang an die Weigerung deutlich zum Ausdruck bringen
- anschaulich die Konsequenzen beim Eingehen auf den Vorschlag des Freundes aufzeigen
- sich durchsetzen
- Initiative ergreifen und den anderen ermutigen, auch nach Arbeit zu suchen
- Darstellen des eigenen Zwiespalts
- Vertrösten auf das Wochenende
- Argumente überzeugend darstellen
- auch auf Provokation des anderen hin ruhig bleiben
- Blickkontakt

Sicherstellen, daß die Gruppenmitglieder dem Spielauftrag nachkommen wollen. Die nächsten beiden Arbeitsschritte sollten von Diskussion freigehalten werden werden!

4. Wiederholung der Modellszene

Gruppenmitglieder anweisen, den Film unter besonderer Berücksichtigung der erarbeiteten Lernziele erneut anzusehen; Videoaufnahme von Modellszene 4 vorführen!

5. Rollenspiel

Vereinbaren, in welcher Reihenfolge die Gruppenmitglieder die Trainingsszene spielen sollen; jedem Gruppenmitglied die Kurzinstruktion für das Modellverhalten, Gelegenheit zum Spielen der Trainingsszene und Rückmeldung geben; Vollständigkeit und Logik des Spiels anhand der Lernziele, der Kurzinstruktion und des Beispieldialogs beurteilen und rückmelden!

Modellverhalten	**Stichwortgeberverhalten**
Kurzinstruktion:	
Es kommt für Sie darauf an, – bestimmt und deutlich abzulehnen,	– zu Beginn der Szene aktiv und auffordernd zu sein,
– »den Spieß umzudrehen« und	– danach Enttäuschung zu zeigen und leicht aggressiv zu werden und
– dabei ruhig und sicher zu sein.	– am Ende der Szene nach der Gegenaktivität nicht weiter in ihn zu dringen.
Beispieldialog:	
	schwärmt von dem Bier vor der Nase »Mensch, ist das dufte, 'mal wie-

stimmt zu, lenkt über zu seinen Sorgen
»Das kann man wohl sagen; wenn nur alles andere auch so leicht ginge, wie das Saufen!«

blockt ab
»Nicht so schnell, ich glaub' ich hab kein' Geld mehr.«

weigert sich weiterhin
»Trotzdem, ich hab' keine Lust, schon wieder durchzuhängen!«

erklärt bestimmt, nach dem nächsten Bier aufzuhören
»Also, paß auf, das hier trinke ich noch mit, und dann höre ich auf!«

begründet seine Ablehnung
»Den letzten Bruch habe ich doch auch nur gemacht, weil ich gesoffen hatte!«

wehrt ab, betont, daß er nicht mehr in's Gefängnis wolle
»Damit hat das nichts zu tun, ich will nun 'mal nicht zurück in den Knast, und ich weiß genau, daß ich Mist mache, wenn ich getrunken hab'!«

pariert und nennt weiteren Grund
»Nee, Du, das muß ich schon selber machen; außerdem ist mor-

der so'n richtiges Bier zu schlucken.«

schwächt ab, fordert auf zu einer anständigen »Sauftour«, bestellt zwei neue Bier
»Nun mach' Dir doch nicht gleich in die Hosen, die Sorgen kommen von alleine; ich finde, wir knallen uns erstmal anständig einen, nach so einer langen Trockenzeit – he, Charly, noch zwei Halbe!«

weist auf Kredit beim Wirt hin
»Ach was, irgendwie kriegen wir das schon hin, außerdem kennt Charly uns doch!«

vermutet Anstellerei
»Ach, komm', stell' Dich nicht so an!«

ist über die Weigerung erstaunt
»Was ist denn los mit Dir?«

wiederholt seine Befremdung, macht sich lustig
»Aber 'n paar Bier werden Dich doch nicht gleich umhauen; werd' bloß nicht spießig, Mensch!«

ironisiert
»Ich paß' schon auf Dich auf.«

bleibt bei seinem Vorhaben, fordert den anderen erneut auf
»Ich will erst mal den Knast ver-

gen mein erster Arbeitstag – da muß ich früh hoch!«

betont, daß seine Entscheidung nichts mit dem anderen zu habe, kontert
»Sonst nie, das weißt Du ja; das hat auch nichts mit Dir zu tun; ich will nur einfach anfangen morgen; wie ist es denn mit Dir? Hast Du schon einen Job?«

bohrt weiter
»Nee, im Ernst, wann willst Du denn etwas unternehmen?«

macht Angebot, vertröstet
»Ich schlage vor, wir machen jetzt Schluß und ich frage den Chef, ob für Dich auch Arbeit da ist!«

gessen und mich so richtig vollaufen lassen; allein macht das keinen Spaß, sei doch kein Spielverderber!«

zeigt sich enttäuscht
»Mann, hast Du Dich verändert, Du bist ja gar nicht wiederzuerkennen!«

weicht aus, zeigt Verärgerung
»Ach, laß mich doch damit in Ruhe!«

stimmt etwas mißmutig zu
»Na ja, wenn Du meinst ...«

6. Diskussion

Erfahrungen zusammenfassen und ähnliche Situationen fragend entwickeln, in denen sich diese Erfahrungen umsetzen lassen!

Erfahrungen:

- es ist wichtig, sich in seinem Vorhaben nicht beirren zu lassen
- manchmal ist es klug, sich nicht immer nur zu verteidigen, sondern den »Spieß umzudrehen« (nach dem Motto »Angriff ist die beste Verteidigung«; wichtig: das gilt für den verbalen Bereich!)

Ähnliche Situationen:

- Überredung zu einer neuen Straftat
- Überredung zu einer Schlägerei

Sitzungskonzept 5 Bekanntwerden der Vorstrafe

Trainingsbereich: Arbeitswelt

1. Einleitung

Einleitung in eigenen Worten wiedergeben!
Stellen Sie sich vor, Sie haben Arbeit bekommen, haben sich gut eingefunden und haben ein gutes Verhältnis zu Ihren Kollegen. Bis jetzt hat nur der Chef von Ihrer Vorstrafe gewußt. Da deutet während der Pause ein Arbeitskollege an, daß er von Ihrer Vorstrafe weiß.
Bezugnehmen auf die persönlichen Erfahrungen der Gruppenmitglieder!
Es kommt darauf an, bei den Anspielungen des Arbeitskollegen ruhig zu bleiben.

2. Modellszene

Videoaufnahme von Modellszene 5 vorführen!

3. Lernziele

Lernziele fragend entwickeln; Lernziele an die Tafel schreiben und gegebenenfalls ergänzen!
– den anderen auffordern, deutlich zu werden
– sich dabei beherrschen
– die Vorstrafe sachlich bestätigen
– sich vom Wissen des anderen um die Vorstrafe weder beeindruckt noch bestürzt zeigen
– erklären, daß man die Bedenken des anderen verstehe
– an die bisherige gute Zusammenarbeit erinnern
– darstellen, daß man auf den Vertrauensvorschuß des anderen angewiesen ist
– sich nicht aus der Fassung bringen lassen
– Blickkontakt
Sicherstellen, daß die Gruppenmitglieder dem Spielauftrag nachkommen wollen. Die nächsten beiden Arbeitsschritte sollten von Diskussion freigehalten werden!

4. Wiederholung der Modellszene

Gruppenmitglieder anweisen, den Film unter besonderer Berücksichtigung der erarbeiteten Lernziele erneut anzusehen; Videoaufnahme von Modellszene 5 vorführen!

5. Rollenspiel

Vereinbaren, in welcher Reihenfolge die Gruppenmitglieder die Trainingsszene spielen wollen; jedem Gruppenmitglied die Kurzinstruktion für das Modellverhalten, Gelegenheit zum Spielen der Trainingsszene und Rückmeldung geben; Vollständigkeit und Logik des Spiels anhand der Lernziele, der Kurzinstruktion und des Beispieldialogs beurteilen und rückmelden!

Modellverhalten	**Stichwortgeberverhalten**
Kurzinstruktion:	
Es kommt für Sie darauf an, – den Anspielungen des anderen sachlich zu begegnen und – auf die Beleidigungen hin ruhig zu bleiben.	– zu Beginn der Szene Anspielungen zu machen, – nach der Bestätigung des Verdachts zu beleidigen und – nach dem Appell an das Vertrauen, die abweisende Haltung aufzugeben.
Beispieldialog:	
	macht Andeutungen »In der letzten Zeit ist die Luft hier so ungesund!«
fragt neutral zurück »Wie meinst Du das?«	wird deutlicher, Feindseligkeit in der Stimme »Es stinkt nach Knast!«
erklärt ruhig, daß er genauer werden müsse, wenn er ihn verstehen solle	reagiert sauer, regt sich auf »Bei Dir fällt der Groschen aber langsam!«

»Du mußt schon deutlicher werden, wenn ich Dich verstehen soll!«

bleibt ruhig und kontrolliert, blickt den anderen ruhig und fragend an
»Ach so, ja und?«

greift die Bemerkung versachlichend auf und bestätigt sie
»Ja, das stimmt, ich bin zwei Jahre im Knast gewesen.«

bleibt ruhig und erklärt in ernstem Ton, daß er die Befürchtungen des anderen verstehe
»Ich kann gut verstehen, daß Du denkst, ich habe mich nicht geändert, aber sind wir denn bisher nicht gut miteinander ausgekommen?«

erklärt, daß ihm in seiner Situation nichts anderes bleibe als auf das Vertrauen des anderen zu hoffen
»In meiner Situation bin ich auf Dein Vertrauen angewiesen, sonst schaffe ich nie einen Neuanfang.«

erzählt von dem Gerücht,
»Dann stimmt es also, was die anderen erzählen – daß Du gesessen hast?«

fühlt sich stark und bestätigt, beleidigt ihn
»Dachte ich's mir doch! Soweit ist es schon gekommen, daß man mit diesem Gesindel zusammenarbeiten muß!«

blickt skeptisch, wirkt schon nicht mehr so selbstsicher
»Die Tour zieht bei mir nicht!«

lenkt ein, geht dann fast freundlich weg
»Na ja, mal sehen, wie Du Dich weiter entwickelst!«

6. Diskussion

Erfahrungen zusammenfassen und ähnliche Situationen fragend entwickeln, in denen sich diese Erfahrungen umsetzen lassen!

Erfahrungen:

– es ist wichtig, den Arbeitsplatz nicht durch unüberlegtes Handeln zu gefährden

- indem man sich zu seiner Vergangenheit bekennt, nimmt man den anderen den »Wind aus den Segeln«
- bei Herausforderungen ist es nicht angebracht, sich hinreißen zu lassen

Ähnliche Situationen:

- Vorstellen beim Arbeitgeber
- falsche Verdächtigungen

Sitzungskonzept 6   Wohnungssuche

Trainingsbereich: Autoritäten und Behörden

1. Einleitung

Einleitung in eigenen Worten wiedergeben!
Sie sind auf Wohnungssuche und haben in einer Zeitungsannonce ein Wohnungsangebot gefunden. Daraufhin haben Sie telefonisch mit dem Vermieter einen Termin vereinbart. Inzwischen haben Sie sich die Wohnung angesehen. Im folgenden Gespräch will sich der Hausbesitzer von seinem zukünftigen Mieter ein Bild machen
Bezugnehmen auf die persönlichen Erfahrungen der Gruppenmitglieder!
Es kommt darauf an, einen möglichst guten Eindruck zu machen. Nach reiflicher Überlegung hat sich der Wohnungssuchende entschlossen, seine Vorstrafe nicht zu erwähnen.

2. Modellszene

Videoaufnahme von Modellszene 6 vorführen!

3. Lernziele

Lernziele fragend entwickeln; Lernziele an die Tafel schreiben und gegebenenfalls ergänzen!
- in höflicher Form sein Anliegen vortragen
- erklären, daß man eine feste Arbeitsstelle habe
- sagen, daß man von der Wohnung angetan sei
- Blickkontakt
- auf mißtrauische Bemerkungen des Hausbesitzers hin ruhig bleiben

Sicherstellen, daß die Gruppenmitglieder dem Spielauftrag nachkommen wollen. Die nächsten beiden Arbeitsschritte sollten von Diskussion freigehalten werden!

4. Wiederholung der Modellszene

Gruppenmitglieder anweisen, den Film unter besonderer Berücksichtigung der erarbeiteten Lernziele erneut anzusehen; Videoaufnahme von Modellszene 6 vorführen!

5. Rollenspiel

Vereinbaren, in welcher Reihenfolge die Gruppenmitglieder die Trainingsszene spielen wollen; jedem Gruppenmitglied die Kurzinstruktion für das Modellverhalten, Gelegenheit zum Spielen der Trainingsszene und Rückmeldung geben; Vollständigkeit und Logik des Spiels anhand der Lernziele, der Kurzinstruktion und des Beispieldialogs beurteilen und rückmelden!

Modellverhalten	**Stichwortgeberverhalten**
Kurzinstruktion:	
Es kommt für Sie darauf an,	
– sich so zu verhalten, daß der Hausbesitzer einen guten Eindruck von Ihnen bekommt und	– anfangs den anderen geringschätzig zu behandeln,
	– im weiteren Verlauf unschlüssig zu werden und
– während des gesamten Gesprächs ruhig und sicher aufzutreten.	– schließlich den Zuschlag zu erteilen.
Beispieldialog:	
klopft an, grüßt, trägt sein Anliegen vor »Guten Tag, mein Name ist (Name). Wir hatten miteinander telefoniert. Ich komme wegen der Wohnung…«	bittet herein, mustert die Tätowierungen »… hm, Sie waren das?«
erklärt seine Mietabsicht »Ja, ich habe mir die Wohnung angesehen; mir gefällt sie; ich würde sie gerne nehmen.«	äußert Bedenken »… ja nun, ich vermiete nicht an jeden – bei uns wird die Miete pünktlich bezahlt …«
zerstreut Bedenken »Da können Sie unbesorgt sein. Ich habe eine feste Arbeitsstelle bei Lange & Co.«	erklärt dem anderen sein Mißtrauen »Nichts für ungut! Ich habe nämlich einmal mit einem tätowierten Mieter Ärger in dieser Beziehung

nutzt die Unentschlossenheit des anderen »Dann sind wir uns also einig?«	gehabt; ... aber wenn Sie eine feste Stelle haben, spricht eigentlich nichts dagegen, daß Sie die Wohnung bekommen.«
	entschließt sich »Gut, Sie können die Wohnung mieten. Das Finanzielle können wir drinnen erledigen.«
ist erleichtert »Na, da bin ich ja froh, daß die Sucherei ein Ende hat!«	

6. Diskussion

Erfahrungen zusammenfassen und ähnliche Situationen fragend entwickeln, in denen sich diese Erfahrungen umsetzen lassen!

Erfahrungen:

- es ist wichtig, einen guten Eindruck zu hinterlassen
- es lohnt sich, sich nicht von Vorurteilen herausfordern zu lassen
- es kommt immer auf die Situation an, ob man seine Vorstrafe erwähnt oder verschweigt

Ähnliche Situationen:

- Beginn neuer Bekanntschaften
- Umgang mit Arbeitskollegen

Sitzungskonzept 7 »Fete« ankündigen

Trainingsbereich: Autoritäten und Behörden

1. Einleitung

Einleitung in eigenen Worten wiedergeben!
Stellen Sie sich vor, Sie haben eine Wohnung gefunden, haben die Zimmer eingerichtet und wollen mit Ihren Freunden Einweihung feiern. Da dies nicht ohne Lärm abgehen wird, überlegen Sie sich, daß es klüger ist, Ihrem Hauswirt vorher Bescheid zu sagen.
Bezugnehmen auf die persönlichen Erfahrungen der Gruppenmitglieder!
Es geht nun darum, den Hauswirt so zu informieren, daß er nichts gegen die Feier einzuwenden hat.

2. Modellszene

Videoaufnahme von Modellszene 7 vorführen!

3. Lernziele

Lernziele fragend entwickeln; Lernziele an die Tafel schreiben und gegebenenfalls ergänzen!
- dem Hauswirt das Gefühl vermitteln, daß seine Zuständigkeit anerkannt wird
- Eingehen auf die Bedenken des Hauswirts
- versichern, daß man die Wohnung schonen werde
- Nennen des Anlasses
- den Hauswirt evtl. einladen, auf ein Bier vorbeizukommen
- ruhig und freundlich bleiben
- Blickkontakt
- den anderen ausreden lassen
- keine Knastsprache sprechen

Sicherstellen, daß die Gruppenmitglieder dem Spielauftrag nachkommen wollen. Die nächsten beiden Arbeitsschritte sollten von Diskussion freigehalten werden!

4. Wiederholung der Modellszene

Gruppenmitglieder anweisen, den Film unter besonderer Berücksichtigung der erarbeiteten Lernziele erneut anzusehen; Videoaufnahme von Modellszene 7 vorführen!

5. Rollenspiel

Vereinbaren, in welcher Reihenfolge die Gruppenmitglieder die Trainingsszene spielen wollen; jedem Gruppenmitglied die Kurzinstruktion für das Modellverhalten, Gelegenheit zum Spielen der Trainingsszene und Rückmeldung geben; Vollständigkeit und Logik des Spiels anhand der Lernziele, der Kurzinstruktion und des Beispieldialogs beurteilen und rückmelden!

Modellverhalten	**Stichwortgeberverhalten**
Kurzinstruktion:	
Es kommt für Sie darauf an,	
– dem Hauswirt die Feier so anzukündigen, daß er nichts dagegen einzuwenden hat.	– bei der Ankündigung skeptisch zu sein,
	– langsam zugänglicher zu werden und
	– am Ende die Vorbehalte ganz aufzugeben.
Beispieldialog:	
klopft an, grüßt »Guten Tag, Herr (Name).«	öffnet, grüßt »Guten Tag.«
sagt, daß er den Hauswirt zu sprechen wünsche »Ich hab' was auf'm Herzen.«	bittet herein, bietet Platz an »Das brauchen wir ja nicht zwischen Tür und Angel zu bereden – nehmen Sie bitte Platz.«
trägt sein Anliegen vor »Ich wollte kommenden Sonnabend hier feiern ...«	entsetzt sich »Ach du meine Güte, da kann ich mir schon vorstellen wie das zu

erkennt die Zuständigkeit an
»Darum komme ich ja gerade zu Ihnen, Herr (Name). Sie müssen doch für alles geradestehen, was hier im Haus passiert.«

berichtet, daß die Nachbarn informiert sind
»Da können Sie ohne Sorge sein, mit denen habe ich schon gesprochen, die haben nichts einzuwenden.«

nennt die Anzahl
»So um acht Personen.«

bleibt ruhig und beteuert, Rücksicht zu nehmen
»Ich verstehe Ihre Bedenken schon, Herr (Name); Sie können sich darauf verlassen, daß ich ein Auge auf die Wohnung haben werde!«

nennt den Anlaß und lädt zu einem Bier ein
»Nachdem ich alles fertig eingerichtet habe, wollen wir nachträglich meinen Einzug feiern; wenn Sie Lust haben, kommen Sie doch dann auch auf ein Bier vorbei!«

verabschiedet sich
»So schlimm wird's wohl nicht werden. Auf Wiedersehen, Herr (Name).«

geht ... dieser Lärm, und die Wohnung wird auch nicht besser davon ...«

stimmt bei
»Genau, das sage ich ja schon immer. Auf mir hacken nachher die anderen herum, wenn es bei Ihnen drunter und drüber geht ...«

zeigt sich besänftigt, erfragt die Anzahl der Gäste
»So? Na, hm ... wieviel Gäste kommen denn?«

macht Bemerkung über die Herkunft
»Und wahrscheinlich alles ehemalige Freunde aus Ihrer dunkelsten Zeit, was?«

warnt ein letztes Mal und erfragt den Anlaß
»Besser zwei, Herr (Name). Ich möchte keine Klagen hören! Was feiern Sie denn eigentlich?«

wird versöhnlicher
»Na, nun, das muß ich mir noch überlegen – auf jeden Fall weiß ich, was los ist, wenn der Putz von der Decke fällt.«

wünscht viel Spaß und verabschiedet sich
»Na, dann viel Spaß, Herr (Name), Wiedersehen.«

6. Diskussion

Erfahrungen zusammenfassen und ähnliche Situationen fragend entwickeln, in denen sich diese Erfahrungen umsetzen lassen!

Erfahrungen:

- es ist ratsam zu überlegen, ob das eigene Verhalten andere stören kann
- es zahlt sich aus, möglichem Ärger vorzubeugen, indem man mit den Betroffenen vorher spricht

Ähnliche Situationen:

- Gespräch mit dem Bewährungshelfer
- Einstellungsgespräch beim Arbeitgeber

Sitzungskonzept 8 Entschuldigen

Trainingsbereich: Arbeitswelt

1. Einleitung

Einleitung in eigenen Worten wiedergeben!
Stellen Sie sich vor, Sie haben gute Arbeit gefunden und es passiert Ihnen, daß Sie verschlafen. Obwohl Sie Angst haben, Ihrem Chef unter die Augen zu treten, gehen Sie zur Arbeit. Sie wissen, daß die Angelegenheit nur noch schlimmer wird, wenn Sie gar nicht erscheinen.
Bezugnehmen auf die persönlichen Erfahrungen der Gruppenmitglieder!
Es kommt darauf an, die Vorhaltungen des Chefs über sich ergehen zu lassen und glaubhaft zu machen, daß es einem selbst sehr unangenehm ist.

2. Modellszene

Videoaufnahme von Modellszene 8 vorführen!

3. Lernziele

Lernziele fragend entwickeln; Lernziele an die Tafel schreiben und gegebenenfalls ergänzen!
– sich entschuldigen
– das »Donnerwetter« des Chefs standhaft ertragen
– beim Erwähnen der Vorstrafe ruhig bleiben
– eventuell vorschlagen, das Versäumte aufzuarbeiten
– ernst bleiben
– Unangenehmes laut und deutlich aussprechen
– den Chef »reden lassen«
– Blickkontakt
Sicherstellen, daß die Gruppenmitglieder dem Spielauftrag nachkommen wollen. Die nächsten beiden Arbeitsschritte sollten von Diskussion freigehalten werden!

4. Wiederholung der Modellszene

Gruppenmitglieder anweisen, den Film unter besonderer Berücksichtigung der erarbeiteten Lernziele erneut anzusehen; Videoaufnahme von Modellszene 8 vorführen!

5. Rollenspiel

Vereinbaren, in welcher Reihenfolge die Gruppenmitglieder die Trainingsszene spielen wollen; jedem Gruppenmitglied die Kurzinstruktion für das Modellverhalten, Gelegenheit zum Spielen der Trainingsszene und Rückmeldung geben; Vollständigkeit und Logik des Spiels anhand der Lernziele, der Kurzinstruktion und des Beispieldialogs beurteilen und rückmelden!

Modellverhalten	**Stichwortgeberverhalten**
Kurzinstruktion:	
Es kommt für Sie darauf an, – sich bei Ihrem Chef zu entschuldigen, – das »Donnerwetter« zu ertragen und – sich um Arbeitszuteilung zu bemühen.	– ironisch auf die Verspätung anzuspielen, – laut loszuschimpfen und dabei auf die Vorstrafe anzuspielen und – am Ende mürrisch Arbeit zuzuweisen.
Beispieldialog:	
klopft an	sitzt hinter dem Schreibtisch, ruft herein »Ja, bitte!«
tritt ein, entschuldigt sich »Entschuldigen Sie bitte mein Zuspätkommen ... ich habe verschlafen ...«	spielt ironisch auf die Verspätung an »Ach, unser Knastologe kommt auch noch mal zur Arbeit – hoffentlich haben Eure Lordschaft gut geschlafen?«
beteuert, daß es ihm sehr unangenehm ist	braust auf, bereut seinen Entschluß, einen Vorbestraften ein-

»Mir ist es wirklich sehr unangenehm, daß ich zu spät komme; und...«	gestellt zu haben. »Unangenehm, unangenehm! Sind Sie denn noch bei Trost, Mann? Der Wagen mit den anderen hat eine geschlagene halbe Stunde gewartet, um Dich mitzunehmen! Wo wir sowieso auf der Baustelle in Verzug sind! Ich könnte mich ohrfeigen, daß ich mich für einen Knacki eingesetzt hab'!«
bietet an, Überstunden zu machen »Ich will die versäumte Zeit durch Überstunden gerne wieder aufholen...«	schimpft weiter und droht mit der Entlassung bei erneutem Fehlverhalten »Ach was, hier wird gearbeitet und nicht gesabbelt; Sie haben wohl vergessen, daß Sie noch Probezeit haben, was?«
versichert, in Zukunft pünktlich zu sein »In Zukunft werde ich bestimmt pünktlich sein.«	beruhigt sich langsam »Solche Methoden wollen wir erst gar nicht einreißen lassen!«
fragt nach Arbeitszuteilung »Was soll ich denn machen, bis der Mittagswagen fährt?«	schickt ihn mürrisch an die Arbeit »Gehen Sie jetzt zum Lagermeister, die Paletten müssen noch aufgeladen werden!«

6. Diskussion

Erfahrungen zusammenfassen und ähnliche Situationen fragend entwickeln, in denen sich diese Erfahrungen umsetzen lassen!

Erfahrungen:

- es lohnt sich, kurzfristig Unangenehmes in Kauf zu nehmen, um sich später keine Nachteile einzuhandeln
- bei solchen Auseinandersetzungen ist es angebracht, dem anderen Gelegenheit zu geben, seinem Ärger Luft zu machen

Ähnliche Situationen:

- selbstverursachte Versäumnisse

Sitzungskonzept 9 Bewährungshelfer

Trainingsbereich: Autoritäten und Behörden

1. Einleitung

Einleitung in eigenen Worten wiedergeben!
Stellen Sie sich folgende Situation vor: Sie sind am Wochenende verreist gewesen und haben am Montagmorgen verschlafen. Eigentlich wäre es besser, wenn Sie Ihr Versäumnis selbst regeln würden. Da Sie aber bereits das dritte Mal zu spät kämen und der Chef Ihnen für diesen Fall die Kündigung angedroht hat, entschließen Sie sich, Ihren Bewährungshelfer um Rat zu fragen.
Bezugnehmen auf die persönlichen Erfahrungen der Gruppenmitglieder!
Es geht darum, dem Bewährungshelfer die Lage zu schildern und mit ihm Lösungsmöglichkeiten zu erarbeiten.

2. Modellszene

Videoaufnahme von Modellszene 9 vorführen!

3. Lernziele

Lernziele fragend entwickeln; Lernziele an die Tafel schreiben und gegebenenfalls ergänzen!
- Zugeben eigener Schwierigkeiten
- Vorschläge zum Bereinigen der Situation machen
- Bereitwilligkeit zur Zusammenarbeit zeigen
- bei der Darstellung der Probleme sachlich bleiben
- bei Enttäuschung oder Vorwurf des Bewährungshelfers ruhig bleiben

Sicherstellen, daß die Gruppenmitglieder dem Spielauftrag nachkommen wollen. Die nächsten beiden Arbeitsschritte sollten von Diskussion freigehalten werden!

4. Wiederholung der Modellszene

Gruppenmitglieder anweisen, den Film unter besonderer Berücksichtigung der erarbeiteten Lernziele erneut anzusehen; Videoaufnahme von Modellszene 9 vorführen!

5. Rollenspiel

Vereinbaren, in welcher Reihenfolge die Gruppenmitglieder die Trainingsszene spielen wollen; jedem Gruppenmitglied die Kurzinstruktion für das Modellverhalten, Gelegenheit zum Spielen der Trainingsszene und Rückmeldung geben; Vollständigkeit und Logik des Spiels anhand der Lernziele, der Kurzinstruktion und des Beispieldialogs beurteilen und rückmelden!

Modellverhalten	**Stichwortgeberverhalten**
Kurzinstruktion:	
Es kommt für Sie darauf an,	
– klar und deutlich Ihr Problem darzustellen,	– das rechtzeitige Hilfeersuchen zu verstärken,
– den Bewährungshelfer nicht zu verärgern und	– auf die Schilderung hin Enttäuschung zu zeigen und
– zu zeigen, daß Sie bei der Überwindung Ihrer Schwierigkeiten mithelfen wollen.	– eine aufgeschlossene und freundliche Grundhaltung zu zeigen.
Beispieldialog:	
kommt herein, grüßt »Guten Tag, Herr (Name).«	erwidert Begrüßung, erkundigt sich nach dem Befinden »Na, was haben Sie denn auf dem Herzen?«
deutet das Problem an »Eigentlich müßte ich jetzt auf der Arbeitsstelle sein, aber ...«	fragt nach »Wieso, was ist denn vorgefallen?«
schildert sein Problem »Wir haben eine Wochenendtour gemacht und sind Sonntagnacht	beschwichtigt, verstärkt Aufsuchen des Bewährungshelfers »Nun 'mal langsam, so schnell

so spät nach Hause gekommen, daß ich am Montagmorgen verschlafen habe. Der Chef hat mir das letzte Mal mit Kündigung gedroht..., und wenn er das jetzt wahrmacht, krieg' ich dann einen Widerruf?«	geht das auch wieder nicht. Nur gut, daß Sie gleich gekommen sind. Waren Sie denn heute morgen überhaupt auf Ihrer Arbeitsstelle?«
gibt zu, daß er nicht da war, macht Lösungsvorschlag »Nein, ich hab' mir gedacht, ich geh' erst zu Ihnen ... vielleicht daß Sie 'mal beim Chef anrufen könnten?«	ermahnt, lobt die bisherige gute Führung und ergreift Maßnahme »Na, wenn das so ist, müssen Sie die Geduld Ihres Chefs gewaltig strapaziert haben! Wo Sie doch nur noch einen Monat Probezeit haben! Wie können Sie da nur so leichtsinnig sein! Bis jetzt haben Sie sich doch gut gemacht – aber wenn Sie so weitermachen, versauen Sie sich Ihre guten Chancen selbst! Na, vielleicht läßt sich die Angelegenheit noch einrenken. Ich werd' Ihren Chef gleich anrufen und versuchen, ihn umzustimmen.«
stimmt zu »Ja, wenn Sie das tun könnten?«	schickt ihn auf den Weg »Und Sie gehen am besten gleich auf direktem Weg zu Ihrer Arbeitsstelle!«
stimmt zu, verabschiedet sich und bedankt sich »Ja, ich geh' jetzt gleich hin. Auf Wiedersehen und schön' Dank noch!«	verabschiedet sich »Auf Wiedersehen.«

6. Diskussion

Erfahrungen zusammenfassen und ähnliche Situationen fragend entwickeln, in denen sich diese Erfahrungen umsetzen lassen!

Erfahrungen:

- Schwierigkeiten lassen sich leichter lösen, wenn man sie rechtzeitig in Angriff nimmt
- manchmal ist es von Vorteil, nicht um die Dinge herumzureden

Ähnliche Situationen:

- Arbeitssuche
- Entscheidungsbegründungen

Sitzungskonzept 10   Arbeitskollegen

Trainingsbereich: Freizeit

1. Einleitung

Einleitung in eigenen Worten wiedergeben!
Nach Ihrer Entlassung werden Sie in den meisten Fällen Ihre alten Freunde wiedersehen. Sie wissen, daß manche Ihrer alten Freunde einen schlechten Einfluß auf Sie ausgeübt haben und daß Sie dadurch leicht rückfällig werden könnten. Deshalb ist es für Sie wichtig, andere Menschen kennenzulernen.
Bezugnehmen auf die persönlichen Erfahrungen der Gruppenmitglieder!
In der folgenden Szene kommt es darauf an, am Arbeitsplatz mit jemandem ins Gespräch zu kommen.

2. Modellszene

Videoaufnahme von Modellszene 10 vorführen!

3. Lernziele

Lernziele fragend entwickeln; Lernziele an die Tafel schreiben und gegebenenfalls ergänzen!
– den ersten Schritt tun
– Gelegenheit erkennen
– nicht mit der »Tür ins Haus fallen«
– versuchen, auf die Interessen und Hobbies des anderen einzugehen
– je nach Situation Hilfe anbieten oder erbitten
– aufgeschlossen sein
– Blickkontakt
Sicherstellen, daß die Gruppenmitglieder dem Spielauftrag nachkommen wollen. Die nächsten beiden Arbeitsschritte sollten von Diskussionen freigehalten werden!

4. Wiederholung der Modellszene

Gruppenmitglieder anweisen, den Film unter besonderer Berücksichtigung der erarbeiteten Lernziele erneut anzusehen; Videoaufnahme von Modellszene 10 vorführen!

5. Rollenspiel

Vereinbaren, in welcher Reihenfolge die Gruppenmitglieder die Trainingsszene spielen wollen; jedem Gruppenmitglied die Kurzinstruktion für das Modellverhalten, Gelegenheit zum Spielen der Trainingsszene und Rückmeldung geben; Vollständigkeit und Logik des Spiels anhand der Lernziele, der Kurzinstruktion und des Beispieldialogs beurteilen und rückmelden!

Modellverhalten	**Stichwortgeberverhalten**
Kurzinstruktion:	
Es kommt für Sie darauf an, – auf den anderen zuzugehen, – sich etwas einfallen zu lassen, worauf Sie den anderen ansprechen können, und – ein Treffen mit dem anderen in Ihrer Freizeit zu vereinbaren.	– nicht zu wissen, worauf der andere hinauswill, – auf den anderen einzugehen und – zum Schluß einem Treffen zuzustimmen.
Beispieldialog:	
berichtet von seiner Kaufabsicht »Gestern hab' ich 'ne Stereoanlage gesehen ...«	beanstandet die Qualitätsprüfung »Gesehen, gesehen – hast Du sie auch gehört?«
schränkt ein »Nein, das noch nicht, aber für 1500,– DM kriegt man doch schon 'was!«	fragt nach technischen Qualitätskriterien »Was hat sie denn für technische Daten – ich mein' Frequenzbereich und so?«

muß passen »Weiß nicht, ist das denn so wichtig?«	unterstreicht seine Ansicht »Klar, Mensch, wenn Du nicht nur Lautstärke sondern auch noch eine gute Wiedergabe haben willst!«
pflichtet bei »Ja, wenn das so ist ...«	empfiehlt nochmals Einkauf nach Qualitätskriterien »Anlagen gibt's wie Sand am Meer, aber wenn Du für Dein Geld wirklich etwas haben willst, mußt Du Dir schon die technischen Daten angucken.«
verstärkt ihn, bittet um Beratung beim Kauf »Ich merk' schon, Du bist Fachmann auf dem Gebiet – hättest Du Lust, mir beim Kaufen zu helfen? Mir ist das sicherer, wenn Du dabei bist – nachher drehen die einem irgendeinen Scheiß an.«	willigt ein, schlägt Termin vor »Mach' ich, klar! Wann wollen wir uns treffen? Morgen nach Feierabend?«
geht darauf ein, schlägt weiterführenden Kontakt vor »Ist mir sehr recht – wenn Du Zeit hast, können wir ja dann auch noch n' Bier trinken.«	bejaht, verabschiedet sich »Einverstanden, bis morgen!«

6. Diskussion

Erfahrungen zusammenfassen und ähnliche Situationen fragend entwickeln, in denen sich diese Erfahrungen umsetzen lassen!

Erfahrungen:

- es ist günstig, für das Ansprechen einen geeigneten »Aufhänger« zu finden
- es ist wichtig, auch für die Interessen der anderen offen zu sein

Ähnliche Situationen:

- Ansprechen von Mädchen

Sitzungskonzept 11 Runden ausgeben

Trainingsbereich: Gleichaltrige

1. Einleitung

Einleitung in eigenen Worten wiedergeben!
Stellen Sie sich vor, Sie sitzen mit Ihren Freunden in einer Kneipe. Sie haben gerade noch so viel Geld, daß Sie Ihr eigenes Bier bezahlen können. Obwohl Sie erklärt haben, daß Sie sich nicht revanchieren können, hat Ihr Freund Sie die beiden letzten Runden freigehalten. Als Sie gehen wollen, hält Ihr Freund Sie zurück und meint, jetzt, da Sie an der Reihe seien, würden Sie sich drücken.
Bezugnehmen auf die persönlichen Erfahrungen der Gruppenmitglieder!
In der folgenden Szene kommt es darauf an, sich die Vorwürfe des Freundes nicht gefallen zu lassen, da er vorher ausdrücklich darauf hingewiesen wurde, daß er keine Gegenleistung zu erwarten habe.

2. Modellszene

Videoaufnahme von Modellszene 11 vorführen!

3. Lernziele

Lernziele fragend entwickeln; Lernziele an die Tafel schreiben und gegebenenfalls ergänzen!
- von Anfang an die eigene Situation deutlich machen; keine falschen Hoffnungen wecken
- Verdeutlichen der eigenen Entschlossenheit
- fragen, was der andere unter einer Einladung verstehe
- zum Ausdruck bringen, daß man unter Freunden nicht aufrechne
- vertrösten
- erstaunt sein
- ruhig bleiben

Sicherstellen, daß die Gruppenmitglieder dem Spielauftrag nachkommen wollen. Die nächsten beiden Arbeitsschritte sollten von Diskussion freigehalten werden!

4. Wiederholung der Modellszene

Gruppenmitglieder anweisen, den Film unter besonderer Berücksichtigung der erarbeiteten Lernziele erneut anzusehen; Videoaufnahme von Modellszene 11 vorführen!

5. Rollenspiel

Vereinbaren, in welcher Reihenfolge die Gruppenmitglieder die Trainingsszene spielen wollen; jedem Gruppenmitglied die Kurzinstruktion für das Modellverhalten, Gelegenheit zum Spielen der Trainingsszene und Rückmeldung geben; Vollständigkeit und Logik des Spiels anhand der Lernziele, der Kurzinstruktion und des Beispieldialogs beurteilen und rückmelden!

Modellverhalten	**Stichwortgeberverhalten**
Kurzinstruktion:	
Es kommt für Sie darauf an,	
– keinen Zweifel an Ihrer Weigerung aufkommen zu lassen,	– zu Beginn der Szene über die Bedenken des anderen hinwegzugehen,
– die Vorwürfe Ihres Freundes mit Argumenten zurückzuweisen und	– den anderen aufzuhalten und ihn aufzufordern, eine Runde auszugeben,
– sich nicht provozieren zu lassen.	– auf die Freundschaft anzuspielen und
	– am Ende einzulenken.
Beispieldialog:	
will sich verabschieden und gehen »Tja, denn man tschüs.«	hält ihn zurück, meint, nun sei er doch dran mit einer Runde »He, nun lauf' man nicht weg; jetzt, wo Du dran bist mit den Runden!«
weist auf seine Bedenken von vorher hin »Du, ich habe Dir doch gleich ge-	beschimpft ihn »Sowas liebe ich! Auf Kosten anderer sich durch's Leben saufen!«

sagt, daß ich mich heute nicht revanchieren kann.«

erklärt, er habe wirklich kein Geld mehr
»Ich habe wirklich kein Geld im Moment, kannst'e mir ruhig glauben!«

verteidigt sich nochmals mit dem Hinweis, daß er alles von vornherein gesagt habe
»Ich finde, Du bist nicht fair; ich habe es Dir doch von Anfang an gesagt, daß ich kein Geld habe!«

bezweifelt, daß man unter Freunden aufrechnet
»Muß man denn immer Stück für Stück abrechnen unter Freunden?«

ist entrüstet
»So sehen also Deine »Einladungen« aus! Ne danke, die kannst Du Dir auch sparen!«

macht Versöhnungsangebot
»Ich lad' Dich ein, wenn ich meinen Lohn bekomme!«

nimmt Bezug auf die Freundschaft, findet das Verhalten von ihm schäbig
»Und das nennt sich Freundschaft! Ganz schön schäbig, mein Lieber!«

ist enttäuscht
»Ich kann Dir sagen, nie wieder mit Dir! Man bekommt ja doch nie 'was zurück!«

ist empört
»Das grenzt doch schon an Ausbeutung, wenn das so weitergeht!«

beschwichtigt, signalisiert Verständnis
»Na ja, irgendwo hast Du schon recht; wird sich unterm Strich wohl wieder ausgleichen!«

ist einverstanden
»Okay, machen wir das so; ist wohl das beste!«

6. Diskussion

Erfahrungen zusammenfassen und ähnliche Situationen fragend entwikkeln, in denen sich diese Erfahrungen umsetzen lassen!

Erfahrungen:

– es ist wichtig, den anderen von Anfang an über die eigene Situation aufzuklären

– in solchen Situationen kann man sich am besten durchsetzen, wenn man dem anderen klarmachen kann, daß dessen Vorwürfe ungerechtfertigt sind

Ähnliche Situationen:

– Bitten eines Freundes, ihm bei einer Schlägerei beizustehen

Sitzungskonzept 12   Herausforderung

Trainingsbereich: Gleichaltrige

1. Einleitung

Einleitung in eigenen Worten wiedergeben!
Stellen Sie sich vor, Sie sitzen in einem Lokal beim Bier. Sie sind kurz aufgestanden, um den Musikautomaten zu bedienen und kommen nun an Ihren Platz zurück. Sie bemerken, daß sich jemand auf Ihren Platz gesetzt hat und Sie herausfordernd angrinst. Sie erkennen, daß der andere es auf eine Auseinandersetzung angelegt hat.
Bezugnehmen auf die persönlichen Erfahrungen der Gruppenmitglieder!
Da man Schlägereien vermeiden soll, kommt es in der folgenden Szene darauf an, dem drohenden Konflikt aus dem Wege zu gehen.

2. Modellszene

Videoaufnahme von Modellszene 12 vorführen!

3. Lernziele

Lernziele fragend entwickeln; Lernziele an die Tafel schreiben und gegebenenfalls ergänzen!
– dem anderen Gelegenheit geben, seinen Irrtum einzusehen
– Folgen einer Schlägerei abwägen
– sich von seinen Gefühlen nicht hinreißen lassen
– erklären, daß einem an einer Auseinandersetzung nichts gelegen sei
– sich einen anderen Platz suchen
– ruhig und beherrscht bleiben
– sicher auftreten
Sicherstellen, daß die Gruppenmitglieder dem Spielauftrag nachkommen wollen. Die nächsten beiden Arbeitsschritte sollten von Diskussion freigehalten werden!

4. Wiederholung der Modellszene

Gruppenmitglieder anweisen, den Film unter besonderer Berücksichtigung der erarbeiteten Lernziele erneut anzusehen; Videoaufnahme von Modellszene 12 vorführen!

5. Rollenspiel

Vereinbaren, in welcher Reihenfolge die Gruppenmitglieder die Trainingsszene spielen wollen; jedem Gruppenmitglied die Kurzinstruktion für das Modellverhalten, Gelegenheit zum Spielen der Trainingsszene und Rückmeldung geben; Vollständigkeit und Logik des Spiels anhand der Lernziele, der Kurzinstruktion und des Beispieldialogs beurteilen und rückmelden!

Modellverhalten	**Stichwortgeberverhalten**
Kurzinstruktion:	
Es kommt für Sie darauf an, – auf die Herausforderung nicht einzugehen, – aus freien Stücken Ihren Platz zu wechseln und – sich nicht aus der Ruhe bringen zu lassen.	– zu Beginn den anderen nicht zu beachten, – im weiteren Verlauf den anderen »anzumachen« und – auf keinen Fall handgreiflich zu werden.
Beispieldialog:	
macht auf den Irrtum aufmerksam »Ich glaube, das ist mein Platz, auf dem Du sitzt – würdest Du Dich bitte woanders hinsetzen!«	tut so, als habe er nichts gehört
wird deutlicher »Ich nehme an, Du willst mich nicht verstehen …?«	wird grob »Halt' die Klappe, ich sitze hier schon seit zwei Stunden!«
begründet seinen Rückzug, nimmt sein Bier und geht »Ich hoffe, Du hast Verständnis dafür, daß ich mir eine Klopperei nicht leisten kann.«	schimpft verächtlich »Hau bloß ab, Du Feigling!«

6. Diskussion

Erfahrungen zusammenfassen und ähnliche Situationen fragend entwickeln, in denen sich diese Erfahrungen umsetzen lassen!

Erfahrungen:

- häufig ist es wichtig, sich trotz offensichtlicher Provokationen durch andere nicht hinreißen zu lassen
- manchmal kann man durch einen Rückzug einen sinnlosen Streit vermeiden
- manchmal ist das Vermeiden eines sinnlosen Streites wichtiger als ein vermeintlicher Gesichtsverlust

Ähnliche Situationen:

- jemand mogelt sich an einer Schlange vor einem Schalter oder in einem Laden vorbei
- jemand provoziert einen im Vorbeigehen durch Beschimpfungen
- jemand »macht« einen Ihrer Begleiter »an«

Sitzungskonzept 13   Razzia

Trainingsbereich: Autoritäten und Behörden

1. Einleitung

Einleitung in eigenen Worten wiedergeben!
Stellen Sie sich vor, Sie waren in einem Lokal, in dem eine Razzia durchgeführt wurde. Da Sie Ihren Ausweis nicht dabei hatten, sind Sie mit zur Wache genommen worden, wo Sie jetzt vernommen werden. Der Polizeibeamte ist kurz angebunden und läßt Sie das auch merken.
Bezugnehmen auf die persönlichen Erfahrungen der Gruppenmitglieder!
Da es im Ermessen des Beamten liegt, ob Sie auch ohne Ausweis gleich wieder gehen können, kommt es in der folgenden Szene darauf an, ihm glaubwürdig zu erscheinen.

2. Modellszene

Videoaufnahme von Modellszene 13 vorführen!

3. Lernziele

Lernziele fragend entwickeln; Lernziele an die Tafel schreiben und gegebenenfalls ergänzen!
- die Fragen des Beamten sachlich beantworten
- den Grund für den Kneipenbesuch in normalem Tonfall angeben
- bei der Feststellung der eigenen Identität helfen
- Belehrungen standhaft ertragen
- Geduld haben

Sicherstellen, daß die Gruppenmitglieder dem Spielauftrag nachkommen wollen. Die nächsten beiden Arbeitsschritte sollten von Diskussion freigehalten werden!

4. Wiederholung der Modellszene

Gruppenmitglieder anweisen, den Film unter besonderer Berücksichtigung der erarbeiteten Lernziele erneut anzusehen; Videoaufnahme von Modellszene 13 vorführen!

5. Rollenspiel

Vereinbaren, in welcher Reihenfolge die Gruppenmitglieder die Trainingsszene spielen wollen; jedem Gruppenmitglied die Kurzinstruktion für das Modellverhalten, Gelegenheit zum Spielen der Trainingsszene und Rückmeldung geben; Vollständigkeit und Logik des Spiels anhand der Lernziele, der Kurzinstruktion und des Beispieldialogs beurteilen und rückmelden!

Modellverhalten	**Stichwortgeberverhalten**
Kurzinstruktion:	
Es kommt für Sie darauf an, – dem Beamten die Ermittlung Ihrer Personalien zu erleichtern und – sich nicht aufzuregen.	– zu Beginn der Szene unwirsch nach den Personalien zu fragen, – Schwierigkeiten wegen des nicht vorhandenen Ausweises anzudrohen und – schließlich den guten Willen des anderen anzuerkennen.
Beispieldialog:	
	fordert unwirsch auf, Personalien anzugeben »Der nächste! Name …, Vorname …, Wohnort …, Familienstand …, Beruf …, so!«
antwortet und fragt nach der Freilassung »Wie lange wollen Sie mich festhalten?«	entgegnet, daß er erst überprüft werden müsse »Das kommt ganz auf Sie an; wir müssen alle überprüfen, die sich im … aufhielten. Was wollten Sie dort überhaupt?«
begründet seinen Aufenthalt »Na, ich hab' da 'n paar Bier getrunken.«	erläutert die Folgen seiner ungeklärten Identität »Wir wissen, daß sich ein Flüchtiger in der Kneipe aufgehalten hat! Wenn Sie sich nicht ausweisen können, behalten wir Sie so

macht Vorschlag zur Identitätsermittlung
»Warten Sie 'mal ...; ich hab' noch einen Briefumschlag vom Finanzamt in der Tasche ... da ich hier polizeilich gemeldet bin, könnten Sie die Adressen doch vergleichen ...«

gibt ihm den Umschlag
»Hier, bitte ...«

lange hier, bis Ihre Identität festgestellt ist!«

läßt sich den Brief geben
»Zeigen Sie 'mal her!«

läßt sich überzeugen, belehrt ihn noch
»Einen Augenblick ..., hm ... die Adressen stimmen; noch eins bevor Sie gehen können: Sie wissen, daß eine Ordnungsstrafe erfolgen kann, wenn Sie sich nicht ausweisen können. Wenn Sie in 24 Stunden Ihren Ausweis vorgelegt haben, will ich darauf verzichten.«

geht auf die Forderung ein
»Klar, den kann ich bis morgen beibringen!«

entläßt ihn
»Gut, Sie können dann gehen, ... der nächste!«

6. Diskussion

Erfahrungen zusammenfassen und ähnliche Situationen fragend entwickeln, in denen sich diese Erfahrungen umsetzen lassen!

Erfahrungen:

- Auseinandersetzungen mit Behörden verlieren ihre Bedrohlichkeit, wenn man seine Identität nachweisen kann
- oft kann man durch das eigene Verhalten den Ausgang solcher Auseinandersetzungen günstig beeinflussen
- beim Umgang mit Behörden lohnt es sich meist, auch den berechtigten Ärger nicht gleich zu zeigen

Ähnliche Situationen:

- Verkehrskontrolle
- Einreichen von Gesuchen oder Erklärungen (z. B. Steuer)

Sitzungskonzept 14   Hobbies

Trainingsbereich: Freizeit

1. Einleitung

Einleitung in eigenen Worten wiedergeben!
Stellen Sie sich vor, Sie treffen einen Bekannten, der in seiner freien Zeit nichts mit sich anzufangen weiß. Er klagt darüber, daß alles so langweilig sei, daß man nur noch saufen könne, und einem dabei nicht mal mehr das Bier schmecke.
Sie hingegen haben gerade die ersten Stunden eines Fotokurses an der Volkshochschule hinter sich und sind ganz begeistert von Ihrem neuen Hobby.
Bezugnehmen auf die persönlichen Erfahrungen der Gruppenmitglieder!
In der folgenden Szene kommt es darauf an, sich die Freizeitbeschäftigung nicht »miesmachen« zu lassen und den anderen für das eigene Hobby zu interessieren.

2. Modellszene

Videoaufnahme von Modellszene 14 vorführen!

3. Lernziele

Lernziele fragend entwickeln; Lernziele an die Tafel schreiben und gegebenenfalls ergänzen!
- sich von der Trägheit des anderen nicht beeindrucken lassen
- die Vorteile von Hobbies herausstellen
- den anderen mitreißen
- Verabredungen treffen
- einen lebhaften Eindruck machen

Sicherstellen, daß die Gruppenmitglieder dem Spielauftrag nachkommen wollen. Die nächsten beiden Arbeitsschritte sollten von Diskussion freigehalten werden!

4. Wiederholung der Modellszene

Gruppenmitglieder anweisen, den Film unter besonderer Berücksichtigung der erarbeiteten Lernziele erneut anzusehen; Videoaufnahme von Modellszene 14 vorführen!

5. Rollenspiel

Vereinbaren, in welcher Reihenfolge die Gruppenmitglieder die Trainingsszene spielen wollen; jedem Gruppenmitglied die Kurzinstruktion für das Modellverhalten, Gelegenheit zum Spielen der Trainingsszene und Rückmeldung geben; Vollständigkeit und Logik des Spiels anhand der Lernziele, der Kurzinstruktion und des Beispieldialogs beurteilen und rückmelden!

Modellverhalten	**Stichwortgeberverhalten**
Kurzinstruktion:	
Es kommt für Sie darauf an,	
– sich von der schlechten Laune des anderen nicht anstecken zu lassen und	– zu Beginn der Szene »durchzuhängen«,
	– im weiteren Verlauf leises Interesse zu zeigen und
– ihm Ihr Hobby schmackhaft zu machen	– am Ende noch nicht ganz überzeugt der gemeinsamen Aktivität zuzustimmen.
Beispieldialog:	
	erklärt resigniert, daß lediglich das Bier ihn diese Stadt ertragen lasse »Hier ist es so stinklangweilig, daß nur noch ein Halber Abwechslung bringt!«
stimmt zu, was das Bier anbelangt »Das Bier kann man schon trinken – aber nur Bier? Das wär' mir zu doof am Feierabend!«	fragt nach »Wieso?«

weist auf die Ursache seiner Langeweile hin
»Na, wenn Du hier immer in der Kneipe hockst, kannst Du ja auch nichts erleben.«

nennt eine Aktivität
»Ich weiß zwar nicht, was Du für Interessen hast – ich hab' mich jedenfalls für einen Fotokurs an der Volkshochschule eingeschrieben.«

bleibt ruhig und bedauert den anderen
»Mir kannst Du den Spaß an der Sache nicht verderben. Schade, daß Du keinen Zugang zu dem Hobby finden kannst – Dir geht 'ne ganze Menge verloren.«

stellt das Fachwissen des anderen in Frage
»Weißt Du auch, was man bei grobkörnigen Filmen bei der Blendeneinstellung berücksichtigen muß? Was weißt Du über Motivsuche, über's Entwickeln?«

gerät ins Schwärmen
»Mit 'ner Automatik! Natürlich! Die kann doch jeder bedienen. Die Aufnahmen sind auch danach! Eine Spiegelreflex müßtest Du 'mal in die Hand nehmen, da fängt das Fotografieren erst an.«

versucht, den anderen mitzureißen
»Hab' ich auch zuerst gedacht – bis ich mich aufgerafft habe, den Laden wenigstens einmal anzugucken. Seitdem verpasse ich keine Lektion – nicht zuletzt wegen der Frauen!«

fragt lustlos nach Alternativen
»Was soll man denn in diesem Kaff sonst unternehmen?«

fragt belustigt nach
»Volkshochschule? Fotokurs! Ach Gott, ach Gott!«

wird etwas unsicher
»Was soll man denn da schon lernen? Auf'n Auslöser drücken kann ich auch!«

schränkt ein
»Naja, so genau natürlich nicht – ich hab' früher 'mal mit 'ner Automatik ...«

wehrt ab
»Ich glaub', für mich wär' das nichts!«

nimmt das indirekte Angebot an
»Ach, Frauen sind da auch? Hm, eigentlich wollte ich schon immer fotografieren ...«

157

macht einen Termin ab
»Na prima, dann schlepp ich Dich das nächste Mal mit – auf das Bier brauchen wir ja deshalb nicht zu verzichten. Bis Donnerstagabend also.«

stimmt zu
»Na schön, angucken kann ich mir den Verein ja. Tschüs!«

6. Diskussion

Erfahrungen zusammenfassen und ähnliche Situationen fragend entwickeln, in denen sich diese Erfahrungen umsetzen lassen!

Erfahrungen:

- in der Freizeit nicht zu wissen, womit man sich beschäftigen kann, führt zu allgemeiner Lustlosigkeit
- allgemeine Lustlosigkeit lähmt alle Antriebe
- es ist wichtig, sich eigene Interessen von anderen nicht vermiesen zu lassen
- manchmal kann man anderen dadurch helfen, daß man sie durch eigene Vorschläge und Anregungen aus ihrer Trägheit reißt

Ähnliche Situationen:

- berufliche Fortbildung in der Freizeit

Sitzungskonzept 15   Verdächtigung

Trainingsbereich: Arbeitswelt

1. Einleitung

Einleitung in eigenen Worten wiedergeben!
Stellen Sie sich vor, Sie haben nach Ihrer Entlassung Arbeit bekommen, haben sich gut eingefunden und haben ein gutes Verhältnis zu Ihren Kollegen. Eines Tages vermißt jemand 50,– DM. Da inzwischen Ihre Vorstrafe am Arbeitsplatz bekannt ist, fällt der Verdacht des Betroffenen sofort auf Sie.
Bezugnehmen auf die persönlichen Erfahrungen der Gruppenmitglieder!
In der folgenden Szene kommt es darauf an, die ungerechtfertigten Anschuldigungen sachlich zurückzuweisen.

2. Modellszene

Videoaufnahme von Modellszene 15 vorführen!

3. Lernziele

Lernziele fragend entwickeln; Lernziele an die Tafel schreiben und gegebenenfalls ergänzen!
- erst auf die direkte Frage des anderen hin erklären, daß man das Geld nicht gesehen habe
- trotz der Unterstellungen des anderen die Nerven behalten
- klarmachen, daß zwischen der eigenen Vergangenheit und dem Vorfall kein Zusammenhang bestehe
- in aller Ruhe um Beweise für die Anschuldigungen bitten
- Blickkontakt
- sich nicht aus der Fassung bringen lassen

Sicherstellen, daß die Gruppenmitglieder dem Spielauftrag nachkommen wollen. Die nächsten beiden Arbeitsschritte sollten von Diskussion freigehalten werden!

4. Wiederholung der Modellszene

Gruppenmitglieder anweisen, den Film unter besonderer Berücksichtigung der erarbeiteten Lernziele erneut anzusehen; Videoaufnahme von Modellszene 15 vorführen!

5. Rollenspiel

Vereinbaren, in welcher Reihenfolge die Gruppenmitglieder die Trainingsszene spielen wollen; jedem Gruppenmitglied die Kurzinstruktion für das Modellverhalten, Gelegenheit zum Spielen der Trainingsszene und Rückmeldung geben; Vollständigkeit und Logik des Spiels anhand der Lernziele, der Kurzinstruktion und des Beispieldialogs beurteilen und rückmelden!

Modellverhalten	**Stichwortgeberverhalten**
Kurzinstruktion:	
Es kommt für Sie darauf an, – nicht schon auf Anspielungen zu reagieren und – den Anschuldigungen des anderen zu begegnen.	– zu Beginn der Szene Anspielungen zu machen, – anschließend den Verdacht mit dem Hinweis auf die Vorstrafe direkt auszusprechen und – nach der Aufforderung, Beweise beizubringen, aufzugeben
Beispieldialog:	
	macht Andeutungen »Also ich weiß ja nicht, aber mir stinkt da 'was!«
reagiert nicht	berichtet über den Verlust von 50,– DM, fragt sehr bedeutungsvoll nach dem Verbleib des Geldes »Heute morgen hatte ich noch einen 50-Mark-Schein in der

versichert, ihn nicht gesehen zu haben
»Nein, und wenn ich es wüßte, hätte ich es bestimmt schon gesagt!«

bestätigt Vergangenheit, weist Diebstahl von sich
»Wenn Du damit meinst, daß ich im Gefängnis war, hast Du recht. Ich finde, das hat aber nichts mit Deinen 50,– Mark zu tun!«

bleibt ruhig und sachlich, spricht Vertrauen an
»Ich habe Dein Geld wirklich nicht. Und wenn wir hier gut zusammenarbeiten wollen, bin ich schon auf ein bißchen Vertrauensvorschuß von Euch angewiesen.«

Tasche, und nun ist er weg! Du weißt auch nicht, ob Du ihn gesehen hast?«

zweifelt
»Mensch, hör' doch bloß auf! Gesagt! Wir wissen doch alle, wo Du herkommst!«

weitet Vorurteil aus
»So? Wer schon 'mal zugelangt hat, dem kommt es auf ein paarmal mehr auch nicht an!«

merkt, daß er so nicht weiter kommt; gibt auf
»Na gut, ich kann's Dir nicht beweisen, aber der Verdacht bleibt, das kann ich Dir sagen!«

6. Diskussion

Erfahrungen zusammenfassen und ähnliche Situationen fragend entwickeln, in denen sich diese Erfahrungen umsetzen lassen!

Erfahrungen:

- es ist wichtig, den Arbeitsplatz nicht durch unüberlegtes Handeln zu gefährden
- wenn man sich offen zu seiner Vorstrafe bekennt, kann man meist den anderen den »Wind aus den Segeln nehmen«
- bei Provokationen ist es nicht angebracht, sich hinreißen zu lassen

Ähnliche Situationen:

- Vorstellen beim Arbeitgeber
- Bekanntwerden der Vorstrafe am Arbeitsplatz

Sitzungskonzept 16   Autodiebstahl

Trainingsbereich: Gleichaltrige

1. Einleitung

Einleitung in eigenen Worten wiedergeben!
Stellen Sie sich vor, Sie werden von einem alten Freund angesprochen. Er hat einen schlecht gesicherten Sportwagen ausfindig gemacht und schlägt Ihnen vor, damit eine gemeinsame Spritztour zu unternehmen.
Bezugnehmen auf die persönlichen Erfahrungen der Gruppenmitglieder!
In der folgenden Szene kommt es darauf an, nicht mitzumachen und zu versuchen, dies dem Freund schonend beizubringen.

2. Modellszene

Videoaufzeichnung von Modellszene 16 vorführen!

3. Lernziele

Lernziele fragend entwickeln; Lernziele an die Tafel schreiben und gegebenenfalls ergänzen!
- von Anfang an die eigene Situation deutlich machen; keine falschen Hoffnungen wecken
- Verdeutlichen der eigenen Entschlossenheit
- anschauliches Aufzeigen der persönlichen Nachteile beim Eingehen auf den Vorschlag des Freundes
- darauf hinweisen, daß die zu erwartenden eigenen Nachteile nicht mit den vorgegebenen freundschaftlichen Absichten des anderen zu vereinbaren sind
- betonen, daß die Entscheidung unabhängig von der Person des Freundes getroffen wurde
- Darstellen des eigenen Zwiespalts
- Bestimmtes Auftreten
- feste Stimme
- Blickkontakt
- auch bei Beleidigungen durch den anderen ruhig bleiben

Sicherstellen, daß die Gruppenmitglieder dem Spielauftrag nachkommen wollen. Die nächsten beiden Arbeitsschritte sollten von Diskussion freigehalten werden!

4. Wiederholung der Modellszene

Gruppenmitglieder anweisen, den Film unter besonderer Berücksichtigung der erarbeiteten Lernziele erneut anzusehen; Videoaufnahme von Modellszene 16 vorführen!

5. Rollenspiel

Vereinbaren, in welcher Reihenfolge die Gruppenmitglieder die Trainingsszene spielen wollen; jedem Gruppenmitglied die Kurzinstruktion für das Modellverhalten, Gelegenheit zum Spielen der Trainingsszene und Rückmeldung geben; Vollständigkeit und Logik des Spiels anhand der Lernziele, der Kurzinstruktion und des Beispieldialogs beurteilen und rückmelden!

Modellverhalten	**Stichwortgeberverhalten**
Kurzinstruktion:	
Es kommt für Sie darauf an,	
– den Vorschlag Ihres Freundes bestimmt abzulehnen,	– zu Beginn der Szene aktiv und ermunternd zu wirken,
– ihn dabei nicht zu verärgern und	– nach der eindeutigen Absage enttäuscht und beleidigt zu wirken und
– bei dem Freund Verständnis für Ihre Situation zu wecken.	– am Ende zu zeigen, daß man dem anderen seinen Entschluß nicht übelnimmt.
Beispieldialog:	
	schwärmt von schnellen Autos »Sag 'mal, kennst Du eigentlich den neuen Alfa? Ein Mordsding, kann ich Dir sagen!«
hält mit »Ja, den habe ich neulich 'mal gesehen; mein lieber Mann!«	führt ihn in Versuchung »Hättest Du nicht Lust, mit so einem 'mal über die Autobahn zu donnern?«

gibt Interesse zu, zeigt aber zu
-gleich die Unmöglichkeit auf,
»Ja, das wär' schon 'was! Aber
wie soll unsereins ...?«

stellt sich nicht verstehend
»Weiß ich nicht; wie meinst Du
das?«

geht nicht auf die Andeutungen
ein

wehrt mit Bestimmtheit ab
»Nein, Du, komm' mir nicht mit
sowas, das zieht bei mir nicht
mehr!«

wiederholt seine Ablehnung
»Ne, Du, da ist wirklich nichts
mehr drin; ich will nicht mehr zurück in die Kiste!«

bleibt bei seinem Entschluß
»Nein, da spielt sich wirklich
nichts mehr ab!«

bleibt ruhig
»Und wenn schon ...«

weist auf mögliche Folgen hin
»Ich finde, Du läßt am besten
auch die Finger davon; überleg'
doch 'mal, was Dir die Sache einbringen kann!«

macht vorsichtige Andeutungen
»Na ja, ganz so unmöglich ist das
doch nicht; überleg doch mal!«

wird deutlicher
»Wir könnten uns doch z. B. so
einen heißen Ofen 'mal »ausleihen«; das merkt doch keiner!«

nennt konkret die gute Gelegenheit, die er erkundet hat
»Weißt Du, ich habe genau so einen nämlich gerade gesehen; den
könnte man wirklich so im Vorbeigehen mitnehmen; ein Wahnsinnsschlitten!«

malt das Fahren aus
»Mensch, stell' Dir das doch 'mal
vor: jetzt 'ne Spritztour nach
München, bei dem Wetter; in
Null Komma nichts bist Du doch
da!«

bringt Freundschaft ins Spiel
»Mensch, alleine bringt das doch
keinen Spaß! Und ich habe immer
gedacht, Du bist ein Kumpel!«

äußert Enttäuschung, wird ironisch-aggressiv
»Finde ich ganz schön schwach
von Dir! Die haben Dich wohl
umgedreht da drinnen, was?«

macht einen letzten schwachen
Versuch
»Mensch, daß Du Dir die Gelegenheit durch die Lappen gehen
läßt!«

gibt auf
»Okay, ich sehe schon, mit Dir ist
ja wirklich nichts mehr anzufangen!«

6. Diskussion

Erfahrungen zusammenfassen und ähnliche Situationen fragend entwickeln, in denen sich diese Erfahrungen umsetzen lassen!

Erfahrungen:

- es ist wichtig, den anderen von Anfang an über die eigene Situation aufzuklären
- manchmal ist es wichtig, auf kurzfristige Annehmlichkeiten zu verzichten, um spätere Nachteile zu vermeiden
- es ist angebracht, ebenso bestimmt wie freundlich die eigenen Absichten zu vertreten

Ähnliche Situationen:

- Überredung zu einer »Sauftour«
- Überredung zu einer Schlägerei
- Überredung zu einer neuen Straftat

Sitzungskonzept 17 Schlägerei

Trainingsbereich: Gleichaltrige

1. Einleitung

Einleitung in eigenen Worten wiedergeben!
Stellen Sie sich vor, einer Ihrer Freunde hat Angst vor einer drohenden Schlägerei und bittet Sie um Ihre Hilfe.
Bezugnehmen auf die persönlichen Erfahrungen der Gruppenmitglieder!
Da man Schlägereien vermeiden soll, kommt es in der folgenden Szene darauf an zu versuchen, dem Freund die Ablehnung zu erklären.

2. Modellszene

Videoaufnahme von Modellszene 17 vorführen!

3. Lernziele

Lernziele fragend entwickeln; Lernziele an die Tafel schreiben und gegebenenfalls ergänzen!
– von Anfang an die Weigerung deutlich zum Ausdruck bringen
– anschaulich die Folgen aufzeigen, die durch das Eingehen auf die Bitte des Freundes entstehen
– Darstellen des eigenen Zwiespalts
– betonen, daß die Weigerung nichts mit der Person des Freundes zu tun habe
– mit dem Freund zusammen nach anderen Lösungen suchen
– Verständnis für die Lage des anderen zeigen
– ruhig bleiben
Sicherstellen, daß die Gruppenmitglieder dem Spielauftrag nachkommen wollen. Die nächsten beiden Arbeitsschritte sollten von Diskussion freigehalten werden!

4. Wiederholung der Modellszene

Gruppenmitglieder anweisen, den Film unter besonderer Berücksichtigung der erarbeiteten Lernziele erneut anzusehen; Videoaufnahme von Modellszene 17 vorführen!

5. Rollenspiel

Vereinbaren, in welcher Reihenfolge die Gruppenmitglieder die Trainingsszene spielen wollen; jedem Gruppenmitglied die Kurzinstruktion für das Modellverhalten, Gelegenheit zum Spielen der Trainingsszene und Rückmeldung geben; Vollständigkeit und Logik des Spiels anhand der Lernziele, der Kurzinstruktion und des Beispieldialogs beurteilen und rückmelden!

Modellverhalten	**Stichwortgeberverhalten**
Kurzinstruktion:	
Es kommt für Sie darauf an, – die Bitte Ihres Freundes mit Bestimmtheit abzulehnen,	– zu Beginn der Szene den anderen vertrauensvoll um seine Unterstützung zu bitten,
– ihn dabei nicht zu verärgern und	– bei der Ablehnung enttäuscht zu sein und
– Verständnis für Ihre eigene Situation zu wecken.	– zum Schluß zu resignieren.
Beispieldialog:	
	stimmt den anderen ein »... ich hab' in letzter Zeit Ärger ...«
fragt nach »Mit der Polente oder Deiner neuen Torte?«	erklärt »... ach, weder noch – es ist, wenn Paul jetzt rauskommt – er denkt immer noch, daß ich die Sore von vor einem Jahr besser abgesetzt hab' als ich ihm weismachen konnte ...«
fragt weiter »Ja, und?«	erklärt weiter »Seine Alte hat letztens durchblicken lassen, daß wenn ich mit den Kohlen nicht 'rüberkomme, na ja, daß er gesagt hat, ich würd' 'ne Abknicke machen, wenn er draußen ist.«

fragt weiter, »Und was hab' ich damit zu tun?«	bittet um Unterstützung »Ich dachte, Du könntest mir die nötige Rückendeckung geben …?«
wehrt ab und begründet »Nein, nein, da mach' ich nicht mit! Erstens bin ich noch auf Bewährung und zweitens glaube ich nicht, daß sich Deine Schwierigkeiten auf diese Weise beseitigen lassen.«	ist enttäuscht »Und ich hab' immer gedacht, Du wärst Kumpel!«
wehrt ab, macht Vorschläge »Das gleiche könnte ich von Dir sagen, weil ich wegen Dir meine Bewährung riskieren soll. Das hat nichts damit zu tun, daß ich Dir nicht helfen will – laß uns doch 'mal gemeinsam überlegen, wie Du aus der Sache rauskommen kannst.«	fragt nach Alternativen »Aber was soll ich denn machen, wenn ich nicht kneifen will?«

6. Diskussion

Erfahrungen zusammenfassen und ähnliche Situationen fragend entwickeln, in denen sich diese Erfahrungen umsetzen lassen!

Erfahrungen:

- wenn man einer Bitte eines anderen nicht nachkommen kann, ist es wichtig, den anderen von Anfang an über die eigene Situation aufzuklären
- es ist angebracht, die eigene Meinung entschlossen und bestimmt zu vertreten

Ähnliche Situationen:

- Überredung zu einer »Sauftour«
- Überredung zu einer Schlägerei
- Überredung zu einer neuen Straftat

Sitzungskonzept 18 Verwechslung

Trainingsbereich: Arbeitswelt

1. Einleitung

Einleitung in eigenen Worten wiedergeben!
Stellen Sie sich vor, Sie haben einen Arbeitsplatz gefunden, den Sie gerne behalten möchten. Nach einigen Wochen werden Sie morgens zum Chef gerufen. Er macht Ihnen Vorhaltungen, die unmöglich auf Sie zutreffen können.
Bezugnehmen auf die persönlichen Erfahrungen der Gruppenmitglieder!
In der folgenden Szene kommt es darauf an, dem aufgebrachten Chef klarzumachen, daß es sich um eine Verwechslung handeln muß.

2. Modellszene

Videoaufnahme von Modellszene 18 vorführen!

3. Lernziele

Lernziele fragend entwickeln; Lernziele an die Tafel schreiben und gegebenenfalls ergänzen!
– das »Donnerwetter« des Chefs abwarten
– beim Erwähnen der Vorstrafe ruhig bleiben
– um Gelegenheit zur Rechtfertigung bitten
– das Mißverständnis aufklären
– ruhig bleiben
– bestimmtes Auftreten
Sicherstellen, daß die Gruppenmitglieder dem Spielauftrag nachkommen wollen. Die nächsten beiden Arbeitsschritte sollten von Diskussion freigehalten werden!

4. Wiederholung der Modellszene

Gruppenmitglieder anweisen, den Film unter besonderer Berücksichtigung der erarbeiteten Lernziele erneut anzusehen; Videoaufnahme von Modellszene 18 vorführen!

5. Rollenspiel

Vereinbaren, in welcher Reihenfolge die Gruppenmitglieder die Trainingsszene spielen wollen; jedem Gruppenmitglied die Kurzinstruktion für das Modellverhalten, Gelegenheit zum Spielen der Trainingsszene und Rückmeldung geben; Vollständigkeit und Logik des Spiels anhand der Lernziele, der Kurzinstruktion und des Beispieldialogs beurteilen und rückmelden!

Modellverhalten	**Stichwortgeberverhalten**
Kurzinstruktion:	
Es kommt für Sie darauf an, – bei den Vorwürfen ruhig zu bleiben und – das Mißverständnis aufzuklären.	– zu Beginn der Szene aufgebracht zu sein und – zum Schluß den Irrtum zuzugeben.
Beispieldialog:	
kommt zur Türe herein	ist sehr mürrisch »Aha, da sind Sie ja endlich!«
bleibt während der Anschuldigung ruhig und schweigt	hält »Gardinpredigt« in deren Verlauf er immer lauter und aggressiver wird; folgende Inhalte kommen vor: – Verspätung während der Arbeitszeit – Entfernung vom Arbeitsplatz länger als nötig – Angetrunkenheit am Arbeitsplatz – unentschuldigtes Fehlen Zum Schluß: »Wie stellen Sie sich das eigentlich vor?«
versucht klarzumachen, daß es sich um eine Verwechslung handeln müsse »Ich will mich ja nicht herausre-	hört kaum zu, bringt nun auch noch die Vergangenheit ins Spiel »Das hätte ich mir aber auch gleich denken können! Warum

den, aber in diesem Fall glaube ich wirklich, daß Sie mich verwechseln!«

wiederholt seine Beteuerung
»Ich habe das alles, was Sie gegen mich vorbringen, wirklich nicht gemacht! Vielleicht liegt eine Verwechslung vor? Fragen Sie doch bitte noch 'mal nach!«

bestärkt
»Ich kann mir wirklich nur vorstellen, daß es sich um eine Verwechslung handelt!«

habe ich mich auch auf so 'was eingelassen und mich für einen Vorbestraften eingesetzt?«

wird unsicher
»Was meinen Sie, Verwechslung?«

lenkt ein, kann aber nicht vollständig zugeben, daß sein Aufbrausen ungerechtfertigt war
»Ach, was reg' ich mich so auf? Nun gehen Sie schon wieder an Ihre Arbeit!«

6. Diskussion

Erfahrungen zusammenfassen und ähnliche Situationen fragend entwickeln, in denen sich diese Erfahrungen umsetzen lassen!

Erfahrungen:

- es ist wichtig, dem anderen Gelegenheit zu geben, seinem Ärger Luft zu machen
- es ist wichtig, den Arbeitsplatz nicht durch unüberlegtes Handeln zu gefährden

Ähnliche Situationen:

- ungerechtfertige Anschuldigungen im Freundeskreis
- Verwechslungen bei Kontrollen (Razzia, Zoll-, Verkehrskontrollen etc.)

Hinweise zur Herstellung von Video-Modellszenen

Wichtiger Bestandteil des MURT sind die auf Video aufgezeichneten Modellszenen. In Abschnitt 4.2. des 1. Kapitels werden theoretische und praktische Aspekte diskutiert, aufgrund derer wir ausschließlich Aufzeichnungen mit »positiven« Modellen angefertigt haben. Von einer Vervielfältigung unseres eigenen Szenenpools haben wir abgesehen. Eine Serienproduktion wäre technisch sehr aufwendig und teuer. Dazu kommt die Inkompatibilität der verschiedenen Systeme (Bänder können nicht auf Cassettengeräten abgespielt werden); und selbst innerhalb eines Systems können sich noch Qualitätsverluste ergeben, wenn minimale Spurdifferenzen der Abtastinstrumente bestehen. Dafür ergeben sich Vorteile bei jeweiliger Eigenproduktion der Modellszenen durch die MURT-Trainer: Die Identifikation mit dem Modell wird erleichtert, wenn es den Dialekt der Adressatengruppe spricht. Darüber hinaus gewährt die Anfertigung eigener Modellszenen den MURT-Trainern einen guten Einblick in die Technik des Rollenspiels. Diese Erfahrungen kommen den Betreffenden in den MURT-Sitzungen zugute. Im folgenden werden Überlegungen und Erfahrungen für die Aufnahme von Modellszenen dargestellt.

Für die Aufzeichnungen der Modellszenen sind zwei Akteure (Modell und Stichwortgeber) und ein Kameramann erforderlich. Ein eingespieltes Team kann an einem Vormittag ca. zehn Video-Modellszenen aufnehmen. Bevor die Aufnahmen beginnen, sollten Besonderheiten des verwendeten Systems mit den praktischen Erfordernissen der MURT-Sitzung in Einklang gebracht werden. Als Systeme sind z. Z. denkbar: Videobandgerät, Videocassettengerät sowie Bildplatte. Ist ein Bandgerät vorhanden, empfiehlt es sich, ein »Modellband« anzulegen, d. h. alle Szenen werden auf dieses Videoband aufgenommen. Sie werden durch geeignete Abstände (5 Zählwerkpunkte) voneinander getrennt. Zum leichteren Wiederauffinden einer bestimmten Szene werden Anfangs- und Endziffern durch die Anzeige des Zählwerks bestimmt und festgehalten. Die Aufnahme einer Modellszene wird solange wiederholt, bis der Mitschnitt den Ansprüchen des Aufnahmeteams genügt. Diese Entscheidung wird durch den Umstand erschwert, daß, um die Reihenfolge einzuhalten, bei jeder neuen Aufnahme die alte überspielt wird. Eine Auswahl zwischen verschiedenen Aufnahmen ist nur bei aufwendigen Schneideprozeduren möglich. Vom Überspielen nach Sichtung mehrerer Mitschnitte ist abzuraten, da sich dadurch zwangsläufig ein Qualitätsverlust der Aufnahmen einstellen würde. Die genannten Schwierigkeiten ließen sich umgehen, wenn für jede Modellszene ein neues Band verwendet würde. Dieser Gedanke ist besonders bei Videocassettengeräten von Vorteil, da ein zeitraubendes Einlegen des Bandes und Suchen des Anfangs durch die automatische Bandendabschaltung dieses Systems verhindert wird. Der MURT-Trainer brauchte bei diesem Verfahren nur die Videocassette zurücklaufen zu lassen, da Bandanfang und Anfang der Modellszene identisch wären. Erfahrungen mit der Bildplatte liegen uns nicht vor.

Die Herstellung von Modellszenen erfordert keine schauspielerischen Kenntnisse und Fertigkeiten. Modellszenen sollen sogar nicht allzu perfekt geraten. Unsere eigenen Versuche, unserem begrenzten mimischen Können durch engagierte Berufsschauspieler abzuhelfen, sind gescheitert. Die Betreffenden versuchten, »den Stoff szenisch umzusetzen«, was einer zwar flüssigen und ansprechenden, aber dadurch unübersichtlichen und komplizierten Interpretation gleichkam. Für die Adressaten des MURT sind derartige Szenen viel zu »gut«, als daß sie sich zutrauen würden, sie nachzuspielen. Neben diesen angstauslösenden Modelleigenschaften zeigte der von uns eingesetzte Schauspieler in vielen Szenen Gestik und Mimik, die von Gefangenen als »unterwürfig«, »kratzend« oder »kriecherisch« bezeichnet wurden. Dadurch wurde die Identifikation mit dem Modell schwer gestört. »Hausgemachte« Aufnahmen haben sich besser bewährt. Laien lehnen sich in ihrem Rollenspiel stark an den Beispieldialog an. Die Lernziele werden dadurch deutlicher. Außerdem wird die (an Schauspielern gemessene) mäßige Darstellungskunst von den Adressaten des MURT nicht mehr als unerreichbar erlebt.

Das Modell sollte in seinem Äußeren möglichst so beschaffen sein, daß es den jeweiligen Adressaten des MURT die Identifikation erleichtert. Alter, Kleidung und Wortwahl dürfen nicht abgelehnt werden (vgl. Kap. 1, Abschnitt 4.2.3.). Eine schwierige Aufgabe des Modelldarstellers besteht darin, sich trotz seiner oftmals unattraktiven Rolle die Sympathien der Betrachter zu erwerben. Er sollte auf jeden Fall Verhaltensweisen meiden, die im weitesten Sinn als »demütig-unterwürfig« ausgelegt werden könnten.

Der Stichwortgeber darf seine, oftmals von der Rolle vorgegebene, dominante Stellung nicht dazu benutzen, das Modell »in Grund und Boden« zu spielen. Die Selbstachtung des Modells muß erhalten bleiben. Besondere Anforderungen an das Äußere des Stichwortgebers bestehen nicht. Er spielt ohnehin in jeder Szene einen anderen Interaktionspartner des Modells.

Außer Tisch und Stühlen werden keine Requisiten verwendet. Das Modell wird en face, der Stichwortgeber im Profil aufgenommen. Die Szenen sollten möglichst in einem schallgedämmten Raum aufgenommen werden, um eine gute Akustik bei der Wiedergabe zu gewährleisten. Gute Ausleuchtung des Spielgeschehens ist ebenfalls wünschenswert.

MIX
Papier aus verantwortungsvollen Quellen
Paper from responsible sources
FSC® C105338

If you have any concerns about our products,
you can contact us on
ProductSafety@springernature.com

In case Publisher is established outside the EU,
the EU authorized representative is:
**Springer Nature Customer Service Center GmbH
Europaplatz 3, 69115 Heidelberg, Germany**

Printed by Libri Plureos GmbH
in Hamburg, Germany